ラムナン硫酸が**ウイルス感染**や**生活習慣病**から血管を守る

鈴鹿医療科学大学理事副学長・社会連携研究センター長
鈴木宏治・著

海藻《ラムナン》で健康寿命を延ばす！

産学社

はじめに　私とヒトエグサ・ラムナン硫酸との出会い

私は1974年（昭和49年）3月に大学院を修了後、関西医科大学附属病院と大阪大学タンパク質研究所に勤務し、その後、三重大学附属病院／医学部、徳島大学酵素科学研究センター、再度、三重大学医学部／大学院医学系研究科に勤務し、この間、分子病態学及び血栓止血学に関する教育と研究を行ってきました。2011年（平成23年）4月からは現在の鈴鹿医療科学大学薬学部において、主に、循環器・血液病態治療学に関する教育と研究に携わっています。この間の研究では、

(1)血液流動性に及ぼす凝固制御系因子の解析
(2)プロテインCインヒビターの発見、その構造・機能相関と病態生理機能の解析
(3)血管内皮の抗血栓性分子トロンボモジュリン（TM）の遺伝子クローニング、その構造・機能相関と病態生理機能の解析、遺伝子組換えTMを用いたDIC治療薬の創成
(4)先天性・後天性血栓性素因の分子病態解析

などを行ってきました。

のっけから聞き慣れない専門用語を並べてしまいましたが、一般の方にもわかりやすく表現すれば、私は長年「血管と血流」の研究を続けてきました。血管は全身をくまなくめぐり、血流によって細胞をつくる栄養やエネルギー源となる酸素などが運ばれます。したがって血管と血液のコンディションが悪いと、全身に多様な異常をきたすことになります。

そのひとつが血栓症（血液のかたまりが血管につまる病気）です。私は2000年頃から、それまでの研究で開発・習得した解析手法を用いて、血栓症を予防する食品素材の開発研究などに関わってきました。

本著では、その中でも画期的だと思われる「ヒトエグサ・ラムナン硫酸」の研究成果を紹介します。2004年4月、四日市市の化学工業会社から、海藻ヒトエグサ由来成分の生理活性に関する相談を頂きました。ヒトエグサは海苔の佃煮、みそ汁やお好み焼の具材など広く使われている海藻の一種で、全国生産量の約6割が三重県の沿岸で養殖されています。

その後の2005年、三重メディカルバレー・天然資源活用バイオ関係研究開発委託事業（課題：海藻からの血栓・腫瘍血管新生阻害物質の探索）の支援を受けて研究を発展させることができました。研究ではヒトエグサに含まれる糖鎖成分であるラムナン硫酸の生理活性をいろいろと探索しました。共同研究者と研究を進めていくと、これから紹介する様々な優れた特性が明らかになっていったのです。

〈ラムナン硫酸の特性〉

様々なウイルスを排除する
（インフルエンザウイルス、HIV、ヒトコロナウイルス等）
肥満・メタボを遠ざける
コレステロールが減る
血管が若返る
血栓ができにくくなる
血糖値を下げる

現在、世界は未曽有の新型コロナウイルス（SARS-CoV-2）感染の真っただ中にあり、これまでの日常生活は大きく変わろうとしています。特に私を含む高齢者で持病のある方にはこのウイルス感染は恐怖です。現在、多くの研究者が感染予防策の開発研究を進めていますが、楽観視できない状況です。本著ではヒトエグサ・ラムナン硫酸に関する基礎研究と一部臨床研究の成果をご紹介していきます。

ウィズコロナやアフターコロナと呼ばれるこれからの時代、自分たちを支えるものは、ウイルスや生活習慣病に対抗できる健康な身体です。新型コロナウイルス感染症の重症化は、基礎疾患（たいていは糖尿病などの生活習慣病）が大きく影響します。したがって、今後は今までにもまして、身体の自己管理が問われる時代となるでしょう。私たちの研究が、皆さんの健康寿命の延伸に貢献できればと願っています。

鈴鹿医療科学大学　副学長　社会連携研究センター長
鈴木　宏治

Chapter 2
海藻研究の最前線

Chapter 3
新型コロナウイルスと慢性炎症

Chapter 4

ラムナン硫酸はウイルスの天敵

Chapter 5

ラムナン硫酸は肥満を防ぐ

Chapter 6

血栓症は命にかかわる病気

Chapter 7

ラムナン硫酸は血栓症を予防する

カバーデザイン／panix（中西啓一）
本文デザイン／システムタンク（白石知美）
編集協力／末村成生

Chapter 1

太古の時代から、
海藻は日本人を守ってきた

日本人の腸が持つ特殊能力とは？

多くの日本人の腸には、特殊な能力があります。他の国にもこの能力を持った人がいないことはありませんが、その数は少ないのです。それはいったいどのような能力なのでしょうか？

21世紀初頭、フランスのロスコフ海洋生物研究所では、ある海洋細菌の分析が進められていました。その分析によりわかったことのひとつは、ゾベリア・ガラクタニボランス（以下、Z・ガラクタニボランス）と呼ばれる海洋細菌が、海苔《のり》に含まれるポルフィランを分解する酵素をつくり出せることです。ポルフィランとは、海苔の細胞壁にある食物繊維で、海苔の体の約30パーセントを占めています。

海苔は海面で育つので、紫外線を浴びやすく水分を奪われやすいのですが、ポルフィランには海苔の体表を保護する役割があります。私たちがよく食べる海苔の光沢や食感も、ポルフィランによってもたらされています。Z・ガラクタニボランスは、このポルフィランを消化する能力を持つことがわかったわけですが、そのことが私たち日本人にどう関係しているのでしょうか？

食物繊維の消化は、腸内細菌のおかげ

ポルフィランを消化する酵素の遺伝子を調べたところ、同じ遺伝子が日本人の体内にも存在していることがわかりました。といっても、その遺伝子は私たち自身のＤＮＡにコードされているわけではありません。私たちの腸に棲みついているバクテロイデス・プレビウス（以下、Ｂ・プレビウス）がこの遺伝子を持っていたのです。

ご存知の通り、私たちの体には膨大な数の細菌が棲んでおり、腸内だけでも数１００～３０００種類、１００～１０００兆個にもおよぶ細菌が共生しています。人間は食物を外部から摂取し、そこから得られる栄養分をエネルギーに変換して生きています。栄養を取り出す消化過程では、様々な消化器官が連動して仕事をするわけですが、その過程で腸内細菌も重要な役割を担います。たとえば、人体の能力だけでは消化できない食物繊維の分解を助け、腸が吸収できる状態にしてくれます。この過程で腸内細菌がつくり出す化合物には、人間の健康に欠かせないものがたくさんあります。

海藻を消化できるのは日本人だけ？

話を元に戻しましょう。B・プレビウスは、日本人の腸だけに棲んでいるわけではありません。他国の人の腸内にもB・プレビウスは共生していますが、日本人が持つB・プレビウスのように、海苔を分解する酵素を持っていないことがほとんどです。ではなぜ、日本人の腸に棲むB・プレビウスにのみ、特殊な能力が備わっているのでしょうか？

日本人の祖先たちは、大昔から海藻を食べてきました。縄文時代の遺跡からも、貝殻などに付着した海藻の一部が発見されています。東アジア以外では、海藻を食べるという食文化がほとんどありません。東アジアのなかでも、とりわけ日本人の海藻消費量は断トツだったようです。

昔の人々も今と同じように、海藻を煮て食べたり、そのまま生で食べたり、天日に干して保存食としていたようです。しかし、現代のように食品衛生管理は当然行き届いてなかったでしょうから、海藻に付着した海洋細菌も一緒に食べていたはずです。その中にはZ・ガラクタニボランスも当然いたと思われます。Z・ガラクタニボランスが、とある日本人の腸まで到達し、そこに棲んでいたB・プレビウスに酵素分解の遺伝子が水平遺伝（細菌間では、このような遺伝子交換が頻繁に起こる）してしまった。そして、長い年月をかけて多くの日本人に広がっていったのではないでしょうか。

ロスコフ海洋生物研究所の研究員たちはそう考え、日本人13人と北米人18人の腸内細菌叢《そう》のゲノム（腸に棲むすべての細菌の遺伝子＝腸マイクロバイオーム）を調べたところ、日本人では5人から同じ遺伝子（ポルフィランを消化できる酵素の遺伝子）が認められ、北米人18人においては、誰もその遺伝子を持っていませんでした。

ここで紹介した研究論文[※1]は、英ネイチャー誌に掲載された（２０１０年4月）こともあり、当時は結構話題となりました。しかし、サンプル数がとても少ないため、「これだけでは、日本人だけに多いとは言い切れないのでは?」という意見も多数ありました。

※1　Hehemann, J.H.,et al, 2010, Transfer of carbohydrate-active enzymes from marine bacteria to Japanese gut microbiota, Nature, 464, 908-12. DOI: 10.1038/nature08937

腸内細菌は遺伝子数で人間を圧倒する

その後、12カ国８６２名（うち日本人１０６名）の腸マイクロバイオームを対象とした大規模な比較解析を行った研究論文[※2]が、２０１６年に発表されました。日本の早稲田大学、東京大学などが中心となった共同研究グループによるものです。この研究論文は、先に紹介したフランスでの研究成果が間違っていなかったことを裏づけるものとなりました。簡単にその概略をご紹介しましょう。

まず、比較を行った12カ国とは、日本、アメリカ、デンマーク、スペイン、フランス、スウェーデン、オーストリア、ロシア、ペルー、マラウイ、ベネズエラ、中国になります。これらの国の人々が持つ腸内細菌の遺伝子の総数は、1200万にもなります（日本人だけだと500万程度）。人間が持つ遺伝子総数（ヒトゲノム）は2万2千程度ですから、ものすごい数だと実感できるでしょう。

※2　Nishijima S.,et al,2016, The gut microbiome of healthy Japanese and its microbial and functional uniqueness, DNA Research, Volume 23, Issue 2, 125-133. DOI: 10.1093/DNAres/dsw002

マイクロバイオータには、国ごとの傾向がある

次に注目したいのは、国ごとに特徴的な細菌叢（マイクロバイオータ）が形成されていることがわかったことです。ここで基本的な補足をしておきましょう。人体に常在してい

る細菌叢つまり細菌の集まりを「マイクロバイオータ（microbiota）」といいます。それに対して細菌叢が持つメタゲノムを「マイクロバイオーム（microbiome）」といいます。語尾の「タ」と「ム」の違いだけなので紛らわしいのですが、覚えておいてください。

さて、国ごとのマイクロバイオータの違いから大きく分けると、次の3グループになります。

●日本、オーストリア、フランス、スウェーデン

ビフィズス菌が多い　バクテロイデス菌が少ない　プレボテラ菌が少ない

●ロシア、スペイン、デンマーク、中国、アメリカ

ビフィズス菌が少ない　バクテロイデス菌が多い　プレボテラ菌が中程度に多い

●ペルー、ベネズエラ、マラウイ

ビフィズス菌が少ない　バクテロイデス菌が少ない　プレボテラ菌が多い

日本人のマイクロバイオータの特徴については後述するとして、最初におさえておきたいことがあります。それは**「国ごとにマイクロバイオータの傾向がある」**ということです。したがって、マイクロバイオータの国ごとの比較には意味があり、今後も様々な成果が期待できる研究分野であると考えることができます。

やはりフランスの研究論文は正しかった

そして、いよいよ海藻にまつわる報告です。12カ国の腸マイクロバイオームを比較したところ、次のように結論づけています。

海苔やワカメ（の多糖類）を分解する酵素遺伝子が、約90％の日本人に保有されるのに対して、他の11カ国では～15％となり、本酵素が日本人集団に特徴的に広く分布していることも明らかになりました。

ここで言及されている酵素遺伝子とは、ポルフィランを分解するポルフィラナーゼやアガロース（天草などの紅藻類）を分解するアガラーゼなどの遺伝子を指しています。それにしても、他国人は15％以下なのに、日本人は90％という圧倒的な違いに驚かされます。

日本人の腸内環境は他国の人よりも優れている

日本の研究グループによる大規模な腸マイクロバイオーム調査は、ＢＭＩ30以上の肥満、２型糖尿病、炎症性腸疾患、肝硬変、大腸がんの人を除いた健常者を対象に行われました。12カ国の人々の腸内環境を比較検討した結果、研究グループは日本人のマイクロバイオータの特徴について、次のように述べています。

日本人腸内細菌叢の特徴には、生体に有益な機能が外国よりも多く含まれ、その総合的な有益性は日本人の世界一の平均寿命や低い肥満率等と関連することが示唆されました。

今回の成果は、ヒト腸内細菌叢の集団レベルでの多様性と日本人の腸内細菌叢の特徴を世界で初めて明らかにしたもので、今後、腸内細菌叢が関与する病気の治療や予防、健康増進に役立つ生活習慣の改善等への応用が期待されます。[※3]

※3　https://www.waseda.jp/top/news/39021　より引用

次に、この論文で明らかとなった「日本人の腸マイクロバイオータの特徴」について説明しましょう。日本人の腸内環境は、12カ国のうちで最もビフィズス菌（Bifidobacterium）とブラウティア菌（Blautia）が多く、メタノブレヴィバクテル・スミティー（Methanobrevibacter smithii）という古細菌が少ないことがわかりました。

ビフィズス菌は、いわゆる善玉菌の代名詞のような有用菌です。酢酸《さくさん》や乳酸をつくり出すことで腸内を弱酸性に保ち、腸に有害菌が侵入するのを防いでくれます。また、ビフィズス菌が多いことで、大腸菌などの日和見感染菌の数を抑制することもわかっています。

ブラウティア菌も酢酸や酪酸《らくさん》をつくり出す有用菌のひとつで、老化や様々な疾病（糖尿病、肝硬変、関節リウマチなど）により数が減少することがわかっています。最近の研究では、ブラウティア菌が多いと内臓脂肪がつきにくいという報告もあります。

日本人には少ない古細菌ですが、古細菌の多くはメタンをつくります。ビフィズス菌やブラウティア菌がつくる酢酸や酪酸は人体の栄養になりますが、メタンは栄養になりません。オナラやゲップでガスとして排出されてしまいます。

短鎖脂肪酸《たんさしぼうさん》が健康のカギを握っている

日本人の腸には栄養をつくり出す細菌が多いことがわかったわけですが、これらの細菌がつくり出す腸内環境がどんな機能的特徴を持つかを次にまとめてみます。

〈日本人の腸内環境の特徴〉

(1) 炭水化物（食物繊維）代謝の比率が高い（炭水化物消化能力が高いことを示唆）
(2) 鞭毛《べんもう》を持つ細菌が多い（炎症反応を起こしにくいことを示唆）
(3) DNA修復遺伝子が少ない（DNA損傷が少ないことを示唆）
(4) 水素産生量が多い（抗酸化力が高いことを示唆）

4つの特徴はこの論文が主張することからまとめたものですが、ここでは論点を絞って(1)について考えてみたいと思います。

炭水化物代謝の比率が高く、炭水化物の消化能力が高いことを考えるにあたって、**キーワードとなるのは「短鎖脂肪酸」**です。短鎖脂肪酸とは、酢酸、酪酸、プロピオン酸などの総称で、腸内細菌がつくり出す生理活性物質のひとつです。前述しましたが、ビフィズス菌やブラウティア菌がつくり出す酪酸や酢酸は、腸内環境を整える重要な役割を持っています。

ところで、腸内細菌はいつどのように短鎖脂肪酸をつくっているのでしょうか？　その答えは、「エサを食べて消化する過程でつくられる」になります。エサとは炭水化物のことですが、もっと正確に言うと「食物繊維」です。炭水化物は糖質と食物繊維からできていますが、酪酸と酢酸は食物繊維を分解する際につくられます。したがって、炭水化物というよりも**食物繊維の消化能力**が問われているわけです。

ここで、短鎖脂肪酸の役割をまとめておきましょう。腸内においては、次のふたつの働きが重要です。

- **腸内を弱酸性に保ち、有害菌を抑制する。**
- **腸の粘膜組織をつくるエネルギー源となる。**

短鎖脂肪酸は、以上のように腸を守るためのバリア機能を強化してくれます。さらにはこんな働きもあります。

- **内臓脂肪をたまりにくくする。**
- **インスリン抵抗性を改善する（2型糖尿病を予防・改善する）**

内臓脂肪型肥満の人が高血圧・高血糖・脂質異常のうちのふたつ以上を併せ持つと、メタボリックシンドロームと診断され、動脈硬化による重篤疾患の予備軍とみなされます。短鎖脂肪酸は、肥満や生活習慣病を予防する重要な健康因子といえるでしょう。

実際、私たちの体は短鎖脂肪酸の欠乏に対して非常に敏感です。短鎖脂肪酸が減ると、脳は緊急事態と判断して、食欲を増すようにホルモン分泌を調整します（食欲抑制ホルモンのレプチン分泌量を減らす）。全身の細胞も、栄養欠乏と判断して脂肪をため込もうとします。短鎖脂肪酸は、栄養状態のシグナルとなるほど体にとって重要な栄養素なのです。

海藻は、腸内細菌の最高のエサとなる

ここまでの話で、(1)「炭水化物代謝の比率が高い」ことのメリットは理解していただけたと思います。ポイントは、「腸内細菌が食物繊維を分解する際につくられる短鎖脂肪酸が多いこと」です。つまり、**短鎖脂肪酸がつくられやすいエサを腸内細菌に与えることが大切**です。

短鎖脂肪酸がつくられやすいエサとは、食物繊維が多く含まれた食品です。具体的には

海藻、キノコ、野菜、豆類、こんにゃく、雑穀、玄米など、昔から日本人が食べてきた食材ばかりです。これらの食品に含まれる食物繊維を腸内細菌が消化する過程で、短鎖脂肪酸がつくられます。日本人は海藻の消化能力が非常に高いわけですから、**海藻によってより多くの短鎖脂肪酸を得る特殊能力を持っている**わけです。

ブラウティア菌は、水素代謝で酢酸をつくる

日本人の腸内環境の特徴(2)(3)(4)に関しても、簡単に説明しておきましょう。まず(2)「鞭毛のある細菌が少ない」と炎症を起こしにくいと考えられるのは、鞭毛とは細菌が動く際に使う足のようなものですが、鞭毛をもつ細菌の多くが悪玉菌で、これらの菌が多いと腸管で免疫反応が起こり炎症を起こしやすいと考えられています。したがって、**鞭毛のない善玉菌が多いと腸管で炎症が起こりにくい**ということになります。

(3)「DNA修復遺伝子が少ない」と考えられる理由としては、**DNA損傷が少ないから**だというわけです。

(4)「水素生産量が多い」と抗酸化力が高いと考えられます。これは先に説明した炭水化物の消化能力が高いことに関係しています。炭水化物が消化されると、短鎖脂肪酸、二酸

化炭素、水素がつくられます。消化能力が高ければ、生成物質が増えるわけですから水素も多くつくられます。水素には体内で生じた悪玉の活性酸素を取り除く働き（抗酸化作用）がありますから、**水素が多いと細胞が老化しにくい**ということになります。

また、腸内細菌も水素をエネルギーとして利用します。その際、ブラウティア菌は酢酸（短鎖脂肪酸）をつくり、古細菌はメタンをつくります。日本人の腸にはブラウティア菌が多く古細菌が少ないわけですから、**水素代謝においても酢酸などの短鎖脂肪酸がつくられ、腸内環境が整いやすい**わけです。

この研究により明らかになった日本人の腸内環境の特徴からは、これまで説明した4つのメリットが示唆されます。もちろん、同じ日本人でも腸内環境は千差万別であり、あくまで健康な人の場合には共通した傾向があるということです。

しかし、ここまでのお話で、日本人にとって海藻がどれだけ大切な栄養源であるのかを、理解できたのではないでしょうか。海藻は腸を守り、体の重要な栄養素をつくる力となり、免疫力を高めてくれます。世界トップレベルの日本人の長寿力は、太古の時代から海藻を食べてきた祖先たちからの贈り物といっても、大袈裟ではないでしょう。だとしたら、海藻をうまく利用することが健康の秘訣になることは、間違いないことといえるのではないでしょうか。

コラム　発酵と消化の関係

発酵が進むということは、ある程度の消化が進むということです。味噌や醤油などの発酵食品は、あらかじめ菌にほどよく消化してもらった食品といえます。つまり、菌による消化具合をうまく調整して美味しい食材に仕上げたものが、発酵食品ということです。

食べて消化しきれなかったものは、便として排出されます。たとえば、タンパク質はアミノ酸に分解されて細胞の素材として利用され、糖質はブドウ糖に分解されてエネルギー源となり、脂質は脂肪酸に分解され、細胞膜に使われたりエネルギーのストックとして貯蔵されます。食物繊維は消化されにくく、そのまま排出されやすいのですが、腸内細菌がある程度消化してくれます。食物繊維の発酵度合いが高いほど（消化が進むほど）、短鎖脂肪酸が増えることになるわけです。

Chapter 2

海藻研究の最前線

これからは海藻が健康のカギになる

Ｃｈａｐｔｅｒ１では、日本人と海藻には大昔から深い関係があることをお話しました。海水には硫黄《いおう》が含まれ、硫黄を巧みに取り込んだ海藻の食物繊維は、陸上の食物繊維にはない栄養や生理活性を有します。さまざまな海藻には、抗血液凝固作用（血液が固まりにくい）、抗がん作用（がん細胞の〝アポトーシス＝自死〟誘導）、抗菌作用などがあります。

ウィズコロナ、アフターコロナの時代、私たち日本人はあらためて海藻を見直すことで、生活習慣病をはじめとする疾患の予防・改善に役立てることができます。これから、体内の炎症レベル（万病のもととなる慢性炎症についてはＣｈａｐｔｅｒ３で説明します）を下げて健康的な生活をもたらす、海藻の最新研究を紹介していきましょう。

ヒトエグサは栄養バランスのよい海藻

ヒトエグサ（Monostroma (M.) nitidum）という海藻をご存知でしょうか。海藻を大きく分けると、紅藻《こうそう》（海苔、天草など）、褐藻《かっそう》（コンブ、ワカメなど）、緑藻《りょくそう》（アオサ、海ブ

【表2-1】　ヒトエグサとワカメの成分比較　100g中

	食物繊維(g)	ナトリウム(mg)	カリウム(mg)	カルシウム(mg)	マグネシウム(mg)	鉄(mg)	マンガン(mg)
ヒトエグサ	44.2	4500	810	920	880	3.4	1.32
ワカメ	32.7	6600	5200	780	1100	2.6	0.32
	βカロテン(mg)	ビタミンA(mcg)	ビタミンB1(mg)	ビタミンB2(mg)	ビタミンB12(mcg)	ビタミンC(mg)	葉酸(mcg)
ヒトエグサ	8600	710	0.3	0.92	0.3	38	280
ワカメ	7800	650	0.39	0.83	0.2	27	440

日本食品標準成分表 2015 年版（七訂）

ドウなど）の3グループになります。この中で、ヒトエグサは緑藻に含まれます。実は、私たちがよく食べるアオサ海苔や青ノリはヒトエグサの通称です。

ヒトエグサは、味噌汁や酢の物の具に使われたり、海苔の佃煮や青ノリの原料にもなっています。私たちは知らず知らずのうちに、結構ヒトエグサを食べていたんですね。**ヒトエグサは食物繊維、カルシウム、マグネシウム、βカロテン、ビタミンAなどが豊富で、栄養バランスの優れた食品です。**

硫酸基の機能を生かすラムナン硫酸

ヒトエグサには、「便秘解消」「血中コレステロール上昇を防ぐ」「動脈硬化・心疾患などの予防」など、食べるだけでも様々な効果があるといわれています。しかし、ヒトエグサの真価はその水溶性食物繊維のラムナン硫酸にあり

【図2-1】 ラムナン硫酸の構造

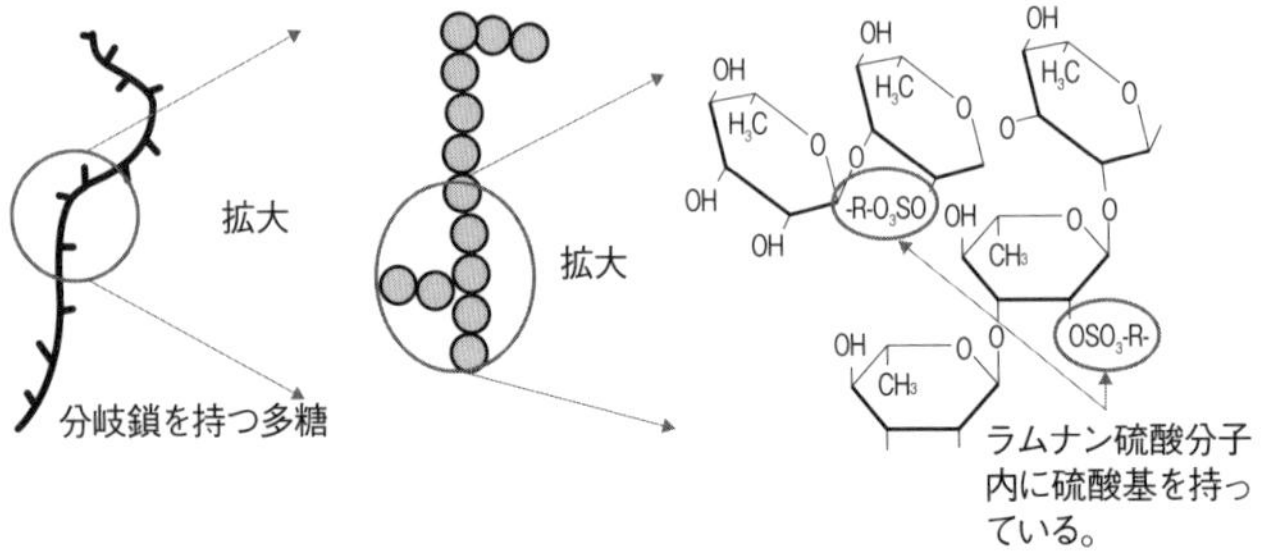

ます。
　ラムナン硫酸とはヒトエグサの細胞壁を充填する食物繊維（細胞間粘質多糖）で、硫酸基を含んでいます。海藻に取り込まれた硫黄からは硫酸がつくられるので、海藻の食物繊維は硫酸基を持つものが多く、海苔のポルフィランやコンブやワカメなどのフコイダンも硫酸基を持った食物繊維です。
「硫酸」という言葉から、化学薬品をイメージした方も多いでしょう。しかし、有機物と結合した硫酸は無毒となり、この状態を「硫酸基」といいます。硫酸基には保水力があり、海藻独特のヌルヌルとした滑《ぬめ》りをつくりだしています。この滑りは、人間の胃粘膜の粘質成分と同質のもので、消化管の粘膜にもよくなじみます。
　硫黄を含んだ水溶性食物線維は、陸上植物には存在しません。したがって、**ラムナン硫酸やフコイダンな**

どの硫酸基を持つ植物性食物繊維は、海藻からしか得られない栄養や生理活性を持っています。

アオノリにもいろいろある

ヒトエグサは三重県では「アオサノリ」、沖縄では「アーサー」と呼ばれていますが、同じ緑藻ではあるものの異なる藻類です。緑藻であるヒトエグサ、アナアオサ、スジアオノリを「アオノリ」と呼ばれることもあります。アオサと混同されることも多いですが、大まかに青のり（アオノリ）と呼んだり、お好み焼きのトッピングを青のりと呼んだりして、かなり呼び方がややこしいので説明しておきます。図2－2をご覧ください。

緑藻類は緑藻綱《こう》として分類されます。アオサ藻綱はアオサ目とヒビミドロ目に分かれ、さらにアオサ科とヒトエグサ科に分類されています。かつてスジアオノリやウスバアオノリは、分類学的にアオノリ属とされていました。しかし近年における分子系統学的解析の進歩によって、アオサ類とアオノリ類は系統的に混ざり合うことがわかり、現在ではまとめてアオサ属に属しています。同様にかつてアオサ目とされていたヒトエグサも、分子系統学的解析の結果ヒビミドロ目とされています。

【図2-2】　海藻の種類

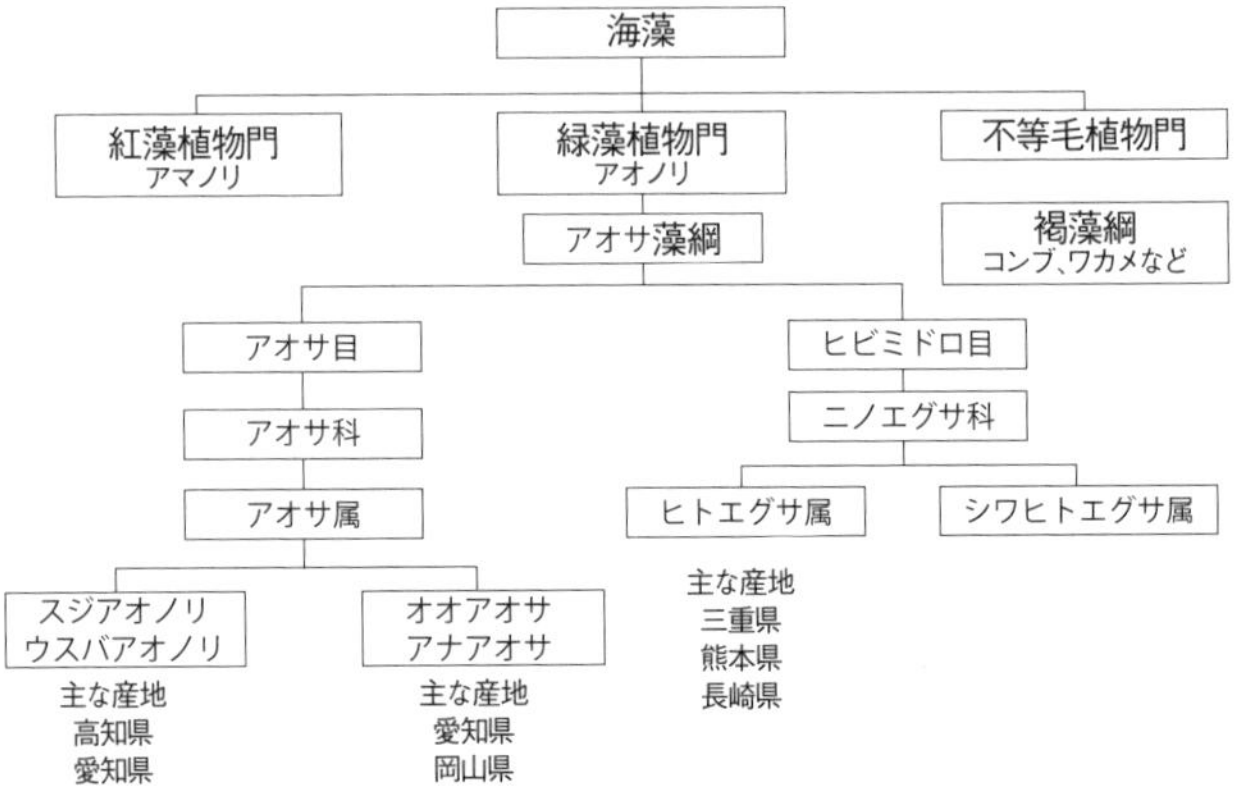

食品として考えた場合、アオサは乾燥して粉砕したものをたこ焼き、お好み焼きの安価なトッピングとして使われます。スジアオノリもたこ焼き、お好み焼きのトッピングに使われることもありますが、価格が高く非常に風味が良いので料亭で高級食材として使われます。かつてはアオサもスジアオノリも「青のり」として販売されていましたが、近年では混乱を避けるため、食品表示として「青のり」はスジアオノリとウスバアオノリに限定されています。ヒトエグサは柔らかく舌触りが良い食感であるため、みそ汁の具や酢の物、また海苔佃煮の原料として使われます。このようにアオノリにもいろいろあり、用途で使い分けられています。

　ところで、アオサとヒトエグサの海藻には、もっと本質的な違いがあります。アオサの海藻は細胞が2層からなるのに対し、ヒトエグサの細胞は1層だ

【画像2-1】 ヒトエグサの細胞

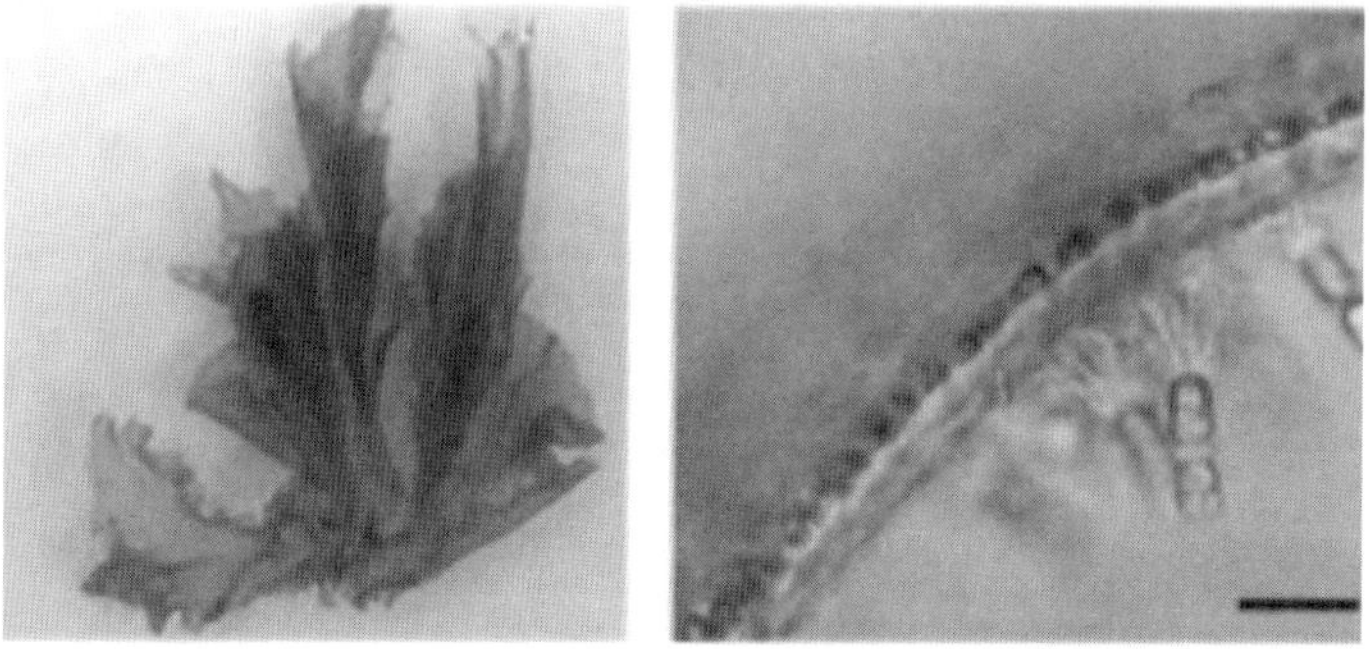

単層の細胞（写真右）で構成される組織中にラムナン硫酸は含まれています。

けです。ヒトエグサは細胞が1層の膜状であることから「ヒトエ（一重）」と名づけられました。食感が柔らかく舌触りが良いのはこのためです。

ラムナン硫酸は緑藻類に存在しますが、中でもヒトエグサでの含有量が最も高いことが知られています。しかしながらヒトエグサを食べただけでは吸収されにくいため、**その生理活性作用を十分に引き出すためには、抽出されたものをサプリメントなどの形で摂取する方が効果的**です。また、ラムナン硫酸の効果は硫酸基の量に依存します。

ヒトエグサの約6割は三重県で生産されています。三重大学水産学部（現「生物資源学部」）藻類学研究室でヒトエグサの養殖方法が開発されたことがきっかけとなり、三重県はヒトエグサ生産の中心地となっています。これから紹介する「ラムナン研究所」は三重大学の研究開発から始まった研究組織です。この研究組織での調査の結果、ラムナン硫酸に含まれる硫酸基は25パーセントも含まれることが明らかにされています。この数値はフコイダンと比べても大変高いレベルです。

ラムナン研究所のミッションと活動

鈴鹿医療科学大学、三重大学、中部大学などの研究者が集まって設立されたラムナン研究所は、次のふたつをミッションとしています。

●海藻が持つ生理活性機能を、より多くの人々に伝え広める。
●上記の実践により、健康で快適な生活の維持推進に貢献する。

ラムナン研究所の活動内容についてお伝えしておきましょう。研究所のWebサイトには次のように記述しましたので、そのまま紹介します。

〈研究所活動内容〉

1. 日本及び海外諸国における海藻について考え方の紹介

日本には縄文時代から海藻を食べる食文化があります。日常的に海藻を食べる文化を持つ国は世界でも数少なく、特有の食文化とされています。

海外諸国では海藻を食材として活用することがないため、海藻の価値は非常に低いままでした。しかし、日本人の平均寿命が世界でもトップクラスとなり、健康長寿の要因の一つが日本独自の食文化にあることに注目が集まるようになりました。日本食は栄養バランスに優れ健康に有益と考えられるようになり、現在では、世界各地で健康志向の日本食がブームとなっています。また、和食は食材の多様性や健康への工夫が評価され、２０１３年、ユネスコの世界無形文化遺産にも登録されています。

ますます健康が重要視される時代の流れの中で、海外諸国でも海藻を食材として摂り入れる食文化が浸透しつつあります。アメリカでも海藻が健康食材として注目されるようになり、オレゴン州立大学では、赤い海藻「ダルス」の養殖技術が開発されました。ダルスは将来数百億円規模の産業に育つと予想されています。このような世界における海藻についての考え方、現状などを紹介してまいります。

2. 海藻中の硫酸化多糖類が持つ生理活性機能の紹介

なぜ、海藻が生体にとって有益な働きをするのか？　その要因の一つとして、海藻中に硫酸化多糖（硫酸基を持つ多糖）を含有することが挙げられています。

昆布やモズクなどの褐藻類にはフコイダンとして知られる多糖類が含有されており、これらが持つ生体作用は広く研究され認知されています。緑色の海藻である「緑藻類」ヒトエグサも硫酸化多糖ラムナン硫酸を含有していることが明らかになり、生体機能の研究が進められています。今後も海藻中の硫酸化多糖類の紹介や赤い海藻「ダルス」が多糖類を持っているか、また持っている場合は生体にどのような効果をもたらすかを紹介していきたいと考えています。

「ラムナン研究所」ＨＰより引用

ちなみに、米国において養殖が盛んになってきている赤い海藻「ダルス」とは、紅藻類ですから海苔の仲間です。この海藻は北欧や北米では古くから健康食品として親しまれてきたそうで、タンパク質、ビタミン類、ミネラルなどの栄養成分が豊富に含まれています。日本では北海道に自生していることからもわかるように、北緯40度以上の寒冷地域に生息する海藻です。

ダルスが海外で注目され始めているということは、**これまで海藻を食べる習慣がほとんどなかった欧米諸国でも、その有用性が認められ始めた**ということです。実際にアメリカやヨーロッパでは海藻食のブームが起きており、栄養価が高く、美容健康に効果があるスーパーフードとして注目を集めています。

食物繊維・多糖類について整理しておこう

もうひとつ、ラムナン研究所の引用文について補足しておきましょう。後半には「多糖類」という言葉が出てきますが、これは食物繊維と同じ意味です。したがって「硫酸化多糖類」とは、ラムナン硫酸やフコイダンなどの硫酸基を持つ食物繊維のことです。

炭水化物、糖質、食物繊維、多糖類と、いろんな言葉が出てきてまぎらわしいですが、ここで整理をしておきましょう。そうすれば、このあとの話の理解も深まると思います。

炭水化物＝糖質＋食物繊維

食物繊維＝炭水化物－糖質

β結合多糖類

〈水溶性食物繊維〉
ペクチン、
ラムナン硫酸、
フコイダン、
ポルフィラン等

〈不溶性食物繊維〉
セルロース、
ヘミセルロース等

糖質＝炭水化物＋食物繊維

〈小糖類〉
各種オリゴ糖

〈糖アルコール〉
キシリトール、
ソルビトール等

〈α結合多糖類〉
デンプン、
グリコーゲン等

〈その他〉
アスパルテーム、
ステビア等

糖類＝単糖類＋二糖類

〈単糖類〉
ブドウ糖、フルクトース、
フコース、ラムノース、
ガラクトース等

〈二糖類〉
ショ糖、乳糖等

　前にも少し説明しましたが、炭水化物は糖質と食物繊維からできています。糖質は構造・大きさによってさらに分類され、最小単位の単糖類と二糖類は糖類というグループにおさまります。単糖はこれ以上分解できない糖質で、ブドウ糖（グルコース）が脳のエネルギー源として活用されていることはご存知の方も多いでしょう。二糖は単糖がふたつくっついたもので、ブドウ糖とフルクトースがくっつくと、いわゆる砂糖（ショ糖）になります。糖類のうちブドウ糖と砂糖は、素早く吸収されるので血糖値が上がりやすい糖質です。

　糖が3個以上くっつくと、糖類より大きな糖質グループに入ります。糖質の中でも単糖が11個以上のものを多糖類といいます。「え？多糖類って食物繊維のことじゃなかったの？」と思われたかもしれませんが、多糖類にはふたつの種類があります。糖質グループに入る多糖類は「α《アルファ》結合多糖類」といって、人間が持つ消化酵素で単糖に分解できる多糖類になります。多糖類をそのままエネルギーとして使うことはできないので、単糖に分解する必要があります。したがって、デンプンなどのアルファ型多糖類は人間の消化能力だけで栄養にできるわけです。

一方、食物繊維はβ《ベータ》型多糖類と呼ばれていますが、ベータ結合した多糖を分解する酵素を人間は持っていません。したがって、腸内細菌の力を借りなければ消化できません。また、分解に時間がかかるので、血糖値の上昇が緩やかになることは、すでにお話した通りです。

ラムナン硫酸の多様な機能性

前置きが長くなってしまいましたが、ラムナン研究所ではラムナン硫酸の生理活性についての実験・検証が次々と進められています。ラムナン研究所以外の研究も含めて明らかにされたラムナン硫酸の機能性は、ざっと次のような感じです。

〈ラムナン硫酸の機能性〉

●抗ウイルス作用
●コレステロール低下作用
●抗肥満作用
●血糖値上昇抑制作用
●抗血栓作用
●抗炎症作用

ひとつずつ説明する前に、今世界中で大問題となっている「新型コロナウイルス感染症」と、その重症化の根底にある「慢性炎症」についての基礎知識について説明することにします。

Chapter 3

新型コロナウイルスと慢性炎症

新型コロナウイルス感染重症患者の共通点は？

２０１９年１２月、中国武漢で発生した新型コロナウイルス感染症は、翌２０２０年春頃には世界的パンデミックとなりました。本書執筆時点（２０２０年８月初旬）においては、日本におけるウイルス感染の第一波は収束したものの、都心部を中心に第二波が押し寄せつつあり、まだまだ終息には程遠い状況です。

このウイルスの最もわかりやすい特徴は、**基礎疾患がある場合には重症化しやすいこと**です。２０２０年８月５日時点での年齢階級別死亡数・死亡率・重症者割合（「新型コロナウイルス感染症の国内発生動向」厚生労働省より）をみると、死亡・重症化しているのはほとんど高齢者です。

また、これは海外の事例ですが、子どもが感染した場合、川崎病に似た重症化が相次いで報告されています。川崎病の根幹には「血管の炎症」があります。**血管の炎症が重症化に関連があるとすれば**、基礎疾患をもった高齢者が重症化しやすい理由が見えてきます。基礎疾患といっても様々でしょうが、ほとんどは生活習慣病がからんでいます。肥満、高血糖、高血圧、脂質異常、血栓、梗塞、がんなど、高齢者が抱えやすい疾患の根底には、慢性炎症があります。「慢性炎症」というのは聞き慣れない言葉かもしれませんので、簡

【グラフ3-1】　新型コロナウイルス感染症による年齢階級別死亡数

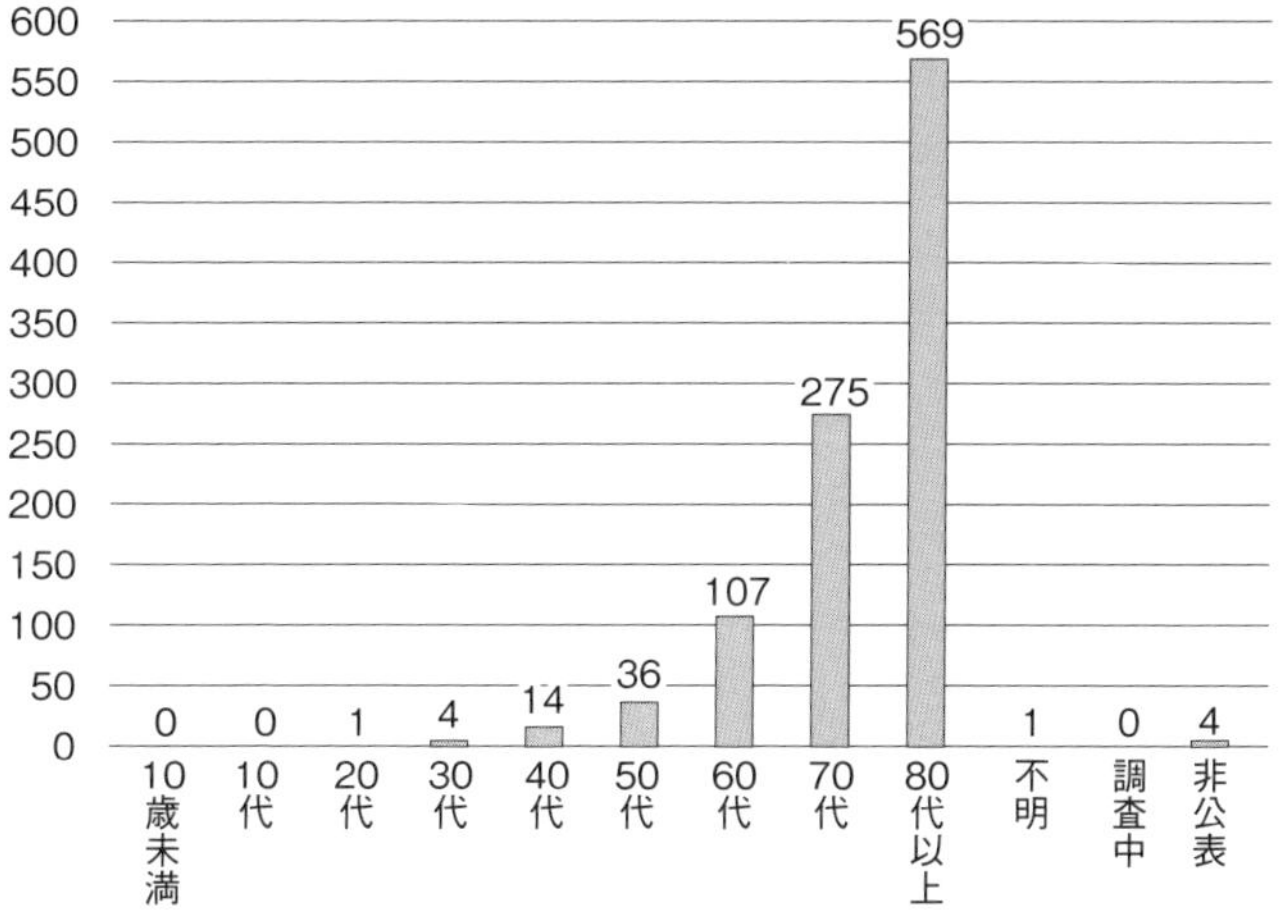

8月5日時点で死亡が確認されている者の数

【表3-1】　新型コロナウイルス感染症による年齢階級別死亡率（%）

全体	10歳未満	10代	20代	30代	40代	50代	60代	70代	80代以上
2.5	0.0	0.1	0.0	0.1	0.3	0.7	**3.5**	**10.9**	**23**

【表3-2】　新型コロナウイルス感染症による年齢階級別重症者割合（%）

全体	10歳未満	10代	20代	30代	40代	50代	60代	70代	80代以上
8.2	0.0	0.0	0.0	1.4	1.1	**7.2**	**18.0**	**16.5**	**6.1**

単に説明したいと思います。

急性炎症と慢性炎症

蚊に刺されると、皮膚がプクッと腫れてかゆみが生じます。これは、体の免疫反応によるものです。蚊が人間の血を吸うと、唾液が体に入ってきます。蚊の唾液は異物ですから、排除しなくてはなりません。免疫細胞が蚊の唾液を感知すると、ヒスタミンを放出して血管を拡張し、そこから血漿成分が漏れ出します。これは皮膚から蚊の唾液を洗い流そうとする反応です。

蚊に刺された場合は、以上のような炎症反応が起こります。したがって、**炎症とは体を治すための生理的な反応**なのです。蚊に刺されて炎症が起こっても、やがて腫れやかゆみは治まります。このような炎症を急性炎症といいます。急性炎症の場合、異物の排除が終われば免疫細胞もお役御免で元の状態に戻ります。ところが、**免疫の働きがオフにならないまま、低レベルの炎症状態が長く続く**ことがあります。これが慢性炎症です。

慢性炎症は万病のもと

なぜ慢性炎症が起こるのか、そこには様々な要因と複雑な仕組みがありますが、**体に備わった免疫センサーは非常に敏感**であることを知っておくといいでしょう。免疫細胞は外部から異物が入ってきたことを感知しますが、これを感知するのは免疫細胞だけではありません。実は**体のあらゆる細胞に感知能力があり、免疫細胞に危険シグナルを送る**ことができます。そして、危険シグナルは外部からの侵入だけでなく、体内での異変も対象になります。

体内での異変とは、古くなった細胞が壊れてタンパク質が漏れ出たり、血管にコレステロールが溜まったり、体のあちこちで生じる細胞の損傷や老廃物の蓄積といった異変です。たとえば、アルツハイマー型認知症は、アミロイドβ《ベータ》というタンパク質が増えすぎて沈着することが発症の一因と考えられています。アミロイドβの沈着が体内の免疫センサーに引っかかり、免疫細胞が集まって脳内で慢性炎症が続き、やがて認知症につながるわけです。また、腸内では悪い食習慣が続くと、炎症を起こした環境を好む細菌が優勢になっていき、腸内環境が悪化することでさらに炎症が続くという悪循環が生じます。

これらの事実から考えると、**慢性炎症は細胞の老化（劣化）や体内環境の悪化によって**

生じやすいといえるでしょう。悪い食習慣、そして運動不足などによる悪い生活習慣が細胞にストレスを与え、血管や様々な臓器を劣化させます。このことが慢性炎症を引き起こし、生活習慣病の元凶となっています。「慢性炎症は万病のもと」といってもよいでしょう。

食の西洋化で腸は炎症を起こす

慢性炎症が火種となって起こる病気の例として、腸の病気について考えてみましょう。潰瘍性大腸炎とクローン病はいずれも腸が炎症を起こす病態で、どちらも国の指定難病です。このふたつを総称して炎症性腸疾患といいます。

炎症性腸疾患は、この半世紀ほどの間に欧米先進諸国で急増しました。「他国から欧米へ移住することによって、炎症性腸疾患発症のリスクが高まる」という疫学調査もあります。また、近年においては日本でも炎症性腸疾患が急増しており、社会の西洋化が進む新興工業国においても軒並み増加傾向にあります。

この傾向は、明らかに**生活環境の欧米化、とりわけ西洋食への転換がリスク因子のひとつ**であることを示しています。肉食中心の高カロリー摂取、トランス脂肪酸が含まれる食品（マーガリンやポテトチップスなど）の過剰摂取による悪玉コレステロールの増大、オメガ6不飽和脂肪酸（サラダ油など）の大量摂取などによる動脈硬化、血液凝固と体内炎症の誘発、食物繊維の摂取不足…。これらの食習慣が腸内細菌叢のバランス失調（ディスバイオーシス：disbiosis）をもたらし、腸内の慢性炎症が持続することが生活習慣病の発病の大きな要因になっています。

もちろん食習慣によるディスバイオーシス以外にも、遺伝的素因、免疫異常、腸内粘膜の機能低下など、様々な要因が複合的に関与しているでしょう。しかし、結局はどの要因も**腸内環境を悪化させ炎症を持続させている**わけです。研究が進むにつれ、炎症性腸疾患は「食の西洋化がもたらした腸内環境の破綻による現代病」と考えられるようになりました。

高血圧、高血糖が炎症をもたらす

新型コロナウイルス感染症の致死率は、高血圧や高血糖で2倍以上に跳ね上がります。慢性炎症が絡んでいるからです。血管が収縮して血圧を上げる際にはアンジオテンシンⅡというペプチドホルモンが作用しますが、アンジオテンシンⅡは炎症反応も促進します。

高血糖は肥満とセットで考えるとよいでしょう。肥満により2型糖尿病になるリスクが上がるからです。高カロリー食が習慣になると、マクロファージという免疫細胞が活発に活動するようになって炎症性サイトカインをつくり、脂肪細胞が常に炎症状態になります。

ここで少し寄り道して、「炎症性サイトカイン」について説明しておきましょう。サイトカイン（cytokine）とは、ギリシア語の「cyto= 細胞」「kines= 作動物質」を組み合わせた言葉で、細胞間のコミュニケーションに使われるタンパク質です。もっと端的にいえば、細胞間の「サイン」となる物質です。炎症性サイトカインが放出されれば、「炎症を起こせ」のサインです。このサインで、免疫細胞は活性化されて攻撃を仕掛けるわけです。

高カロリー食で脂肪組織の炎症が続くと、慢性炎症が全身の細胞に影響をおよぼし、インスリン抵抗性がもたらされます。インスリン抵抗性とは、血糖値を下げるインスリンが十分に分泌されてもインスリンに反応しないため、インスリンの分泌量に見合った効果が得られないこと。つまり、血糖値が下がりにくくなり、次のようなしくみで糖尿病が起こるわけです。

肥満　↓　脂肪組織の慢性炎症　↓　全身の細胞への影響　↓　インスリンが機能しにくくなる　↓　糖尿病

新型コロナウイルス感染症が重症化するしくみ

糖尿病ではインスリンを分泌する膵臓の細胞に炎症が起こります。肥満の場合は脂肪細胞、高血圧や動脈硬化では血管の内皮細胞に炎症が起きています。このように、基礎疾患が多いほど炎症を起こしている細胞が増えるわけです。そこにウイルスが侵入してくると、サイトカインがとびかい免疫細胞が活性化して身体を防御しようとします。つまり、免疫反応で炎症反応を高めるわけですが、もともと**慢性炎症が起きている臓器では炎症の火種が常にくすぶった状態ですから、炎症は山火事のように大きくなってしまいます。**

この状態が、いわゆる「サイトカイン・ストーム」です。ストームは「嵐」という意味で、ここでいうサイトカインは炎症亢進物質ですから、「炎症亢進物質の嵐」が起こると免疫系は暴走し始めます。前述したように、慢性炎症を起こした臓器では山火事のような炎症が起きますから、こんな状態が続いた臓器の毛細血管の内側にある内皮細胞上では血液凝固反応が活性化され、凝固促進物質のトロンビンが大量に生成されます。トロンビンという物質はフィブリン血栓を形成するとともに、さらに血管内皮の炎症を高めるため、血管内では炎症と凝固が相互依存しながら進みます。その結果、大量に生成された血栓が血管を閉塞して、臓器は機能不全に陥ります。

基礎疾患が多いほど、全身の血管内では炎症が進んでいるため、より多くの臓器が機能不全に陥ります。すなわち細菌やウイルス、真菌（カビ、酵母等）が感染した肺の組織では炎症（肺炎）が起きるとともに、肺の血管の中でも炎症と血液凝固が進展して大量の血栓が形成され、肺血栓塞栓症を起こします。こうした血管内の炎症と凝固は肺組織にとどまらず、全身の血管内に拡散するため、全身の血管内に血栓ができる播種性血管内凝固症候群（ＤＩＣ：disseminated intravascular coagulation）に似た病態へと進展し、最悪の場合は多臓器不全（ＭＯＦ：multiple organ failure）を起こし、死に至ります。

新型コロナウイルス感染症が重症化するメカニズムは、完全に解明されたわけではありません。しかし、大方このような流れで起こるのではないかというのが、免疫学者や感染病学者、血栓止血学者などの専門家による、現時点での見解です。

感染症から生活習慣病へ

第二次世界大戦を境に、日本人の死因は大きく変わりました。戦前は肺炎、胃腸炎、結核が多かったのですが、戦後になると、がん、心疾患、脳血管疾患が死亡原因上位を占めるようになりました。戦前は多くの人が「感染症」で亡くなっていましたが、戦後は「生活習慣病」で亡くなる人が多くなったということです。

この変化の背景としてまず考えられるのは、抗生物質やワクチン開発によって感染症の猛威を封じ込めたことです。時代とともに、病院施設をはじめとする公衆衛生も大幅に改善されました。WHOの天然痘根絶宣言（1980年）に象徴されるように、人類は感染症の脅威を克服したと考えられるようになりました。

食習慣の変化が病をもたらす

日本人の死因が生活習慣病にシフトしたのは、感染症で亡くなる人が減ったこともありますが、より根本的な原因として考えられるのは「食習慣をはじめとしたライフスタイルの変化」です。戦後の日本では米生産量が急増し、戦前はぜいたく品であった白米を誰もが当たり前に食べるようになりました。

白米は精製された炭水化物なので、玄米に比べて食物繊維やビタミン、ミネラル分が著しく減ってしまいます。玄米の場合は食物繊維とともに消化吸収されるため、血糖値の上昇が緩やかになります。しかし、**白米だけでは血糖値が上がりやすく、脳卒中や心筋梗塞といった生活習慣病のリスクが高まります。**また、腸の慢性炎症の話をしましたが、そこで述べたように西洋食中心の食生活へと変化したことが腸内環境を悪化させ、これもまた生活習慣病のリスクを高めています。

人類の遺伝子は「飽食」に対応できない

人体には、血糖値を上げるホルモン（グルカゴン、成長ホルモン、副腎皮質ホルモン、甲状腺ホルモンなど）がたくさんあります。ところが血糖値を下げるホルモンはたったひとつ、インスリンしかありません。これはどういうことかというと、人体は飢餓に備えるように設計されている、つまりそのような遺伝子を残してきたわけです。

現在、世界中の裕福な国々は、食料が余って処分に困るほどの飽食状態です。しかし、このような状態は数万年におよぶ人類史の中では、ごく最近のことでしかありません。長い間人類は、飢餓に備えて貴重なエネルギー源を脂肪として蓄積しておくように進化してきました。血糖値を上げて脂肪をつくることは、生き延びるために必要な戦略だったのです。

というわけで、私たちの遺伝子はもともと「飽食」に適応していません。しかも、モータリゼーション（動力化、車社会化）と仕事の変化（農耕などの肉体労働からオフィスワークへ）により、明らかに運動不足で代謝能力が低下しています。このような生活環境で「栄養過多」の毎日を送れば、肥満、高血糖がもたらす生活習慣病が蔓延することは当然の事態と考えられます。

新たな感染症の恐怖を超えるために

医療の発展により、人類は感染症を克服したかにみえました。しかし、その後に増えた**生活習慣病が、新たなる感染症の恐怖を生み出しました。**この恐怖こそが、新型コロナウイルスによるパンデミック（pandemic：広範囲に及ぶ流行病）やインフォデミック（infodemic：ソーシャルメディアなどを通じて不正確な情報が大量に拡散されてしまう現象）です。

そもそもウイルスはどのようにして体に害を及ぼすのでしょうか？　ウイルスによっては、ウイルス自体が人の細胞に異常を引き起こし、細胞死やがん化といった害を及ぼすことがあります。しかしほとんどの場合は、ウイルス感染に対する免疫応答が過剰に働くことによる炎症が身体に害をもたらします。このことは、新型コロナウイルス感染症が重症化するしくみで述べたことからも、納得できると思います。

アフターコロナ、ウィズコロナといわれるこれからの時代、さまざまな感染対策はもちろん大切です。**しかし、もっと根本的に重要なことは、体内の炎症レベルを下げて、生活習慣病を予防・改善すること**です。このことは、ウイルス感染で肺炎を起こす確率を下げるだけでなく、がんや心筋梗塞などの血管の病気を遠ざけて健康寿命を延ばす最善の方法です。

そこでぜひ、読者の皆さんに見直していただきたいのが、日本人が1万年以上前から親しんできた海藻、中でも特筆に値するのが、私たちが研究してきたラムナン硫酸のもつ底知れないパワーです、

コラム　肺炎と生活習慣病

　肺炎は細菌やウイルスによって起きる感染症です。戦後になって、結核や感染性胃腸炎で亡くなる人は著しく減ったのに、感染症の中でも肺炎だけは相変わらず日本人の死因第5位（２０１８年：厚生労働省人口動態統計）と、上位を占めています。その背景には、日本の超高齢社会という構造的な問題があります。肺炎による死亡者の90パーセント以上は高齢者であり、免疫力が低下することで細菌やウイルスに感染しやすいこと。感染した場合、生活習慣病などの持病があると重症化しやすく、そもそも持病があることで肺炎にもなりやすいわけです。

　また、高齢者では誤嚥性肺炎のリスクが高まりますが、これも生活習慣病が関係しやすいです。たとえば、脳梗塞で飲み込む力が弱くなったり、心筋梗塞で心肺機能が低下し息切れが多くなれば、それらが原因となって誤嚥性肺炎を起こしやすくなります。

Chapter 4

ラムナン硫酸はウイルスの天敵

ウイルスとは何者か？

毎年冬が近づくと、インフルエンザが流行し始めます。現状の対策としては、抗インフルエンザ薬（タミフル、リレンザなど）やワクチンということになりますが、薬物耐性ウイルスなどの問題もあり、今後も常に新たな抗インフルエンザウイルス薬が必要とされます。ラムナン硫酸には、抗ウイルス作用があります。抗ウイルス作用とは、ウイルスの侵入を防いだり、侵入したウイルスが増えるのを防いだり、免疫細胞の攻撃力（抗体産生能力）を高めてウイルスを撃退する働きのことです。

ラムナン硫酸には、エンベロープ型ウイルスの増殖を抑える作用があることが確認されています。「エンベロープってよく聞くけど、いったい何？」そんな方は多いと思います。ウイルスについての知識を身につけると、感染対策も立てやすくなります。まずウイルスが何者であるのか、どのように侵入してくるのかという話から始めましょう。

ウイルスって生き物なの？

ビフィズス菌や大腸菌などの細菌は、単細胞微生物と呼ばれています。たったひとつの

【図4-1】　ウイルスの形状による分類

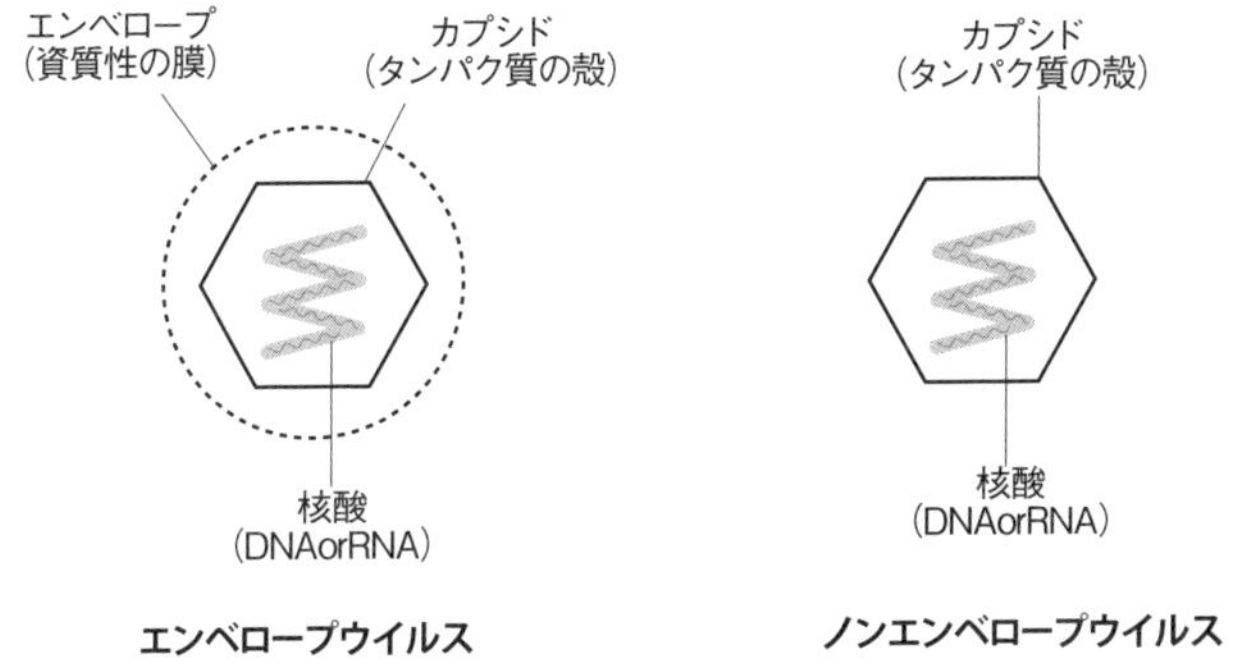

細胞ながらも立派な生物と認められているのは、生命体としての最低条件を満たしているからです。その条件とは、次の三つです。

(1)体の内と外を区切る膜があり、個体として独立していること。

(2)自身の遺伝情報を複製し、自力で増殖できること。

(3)代謝活動（生命維持に必要なエネルギー摂取と排泄）を行っていること。

この条件をウイルスに当てはめてみた場合、(1)はクリアできそうですが、(2)と(3)についてはどうなのでしょうか。まずはウイルスの姿をチェックしてみましょう。（図4－1）形状的な違いからウイルスを分類すると、エンベロープを持つウイルスと持たな

【図4-2】 大腸菌の構造

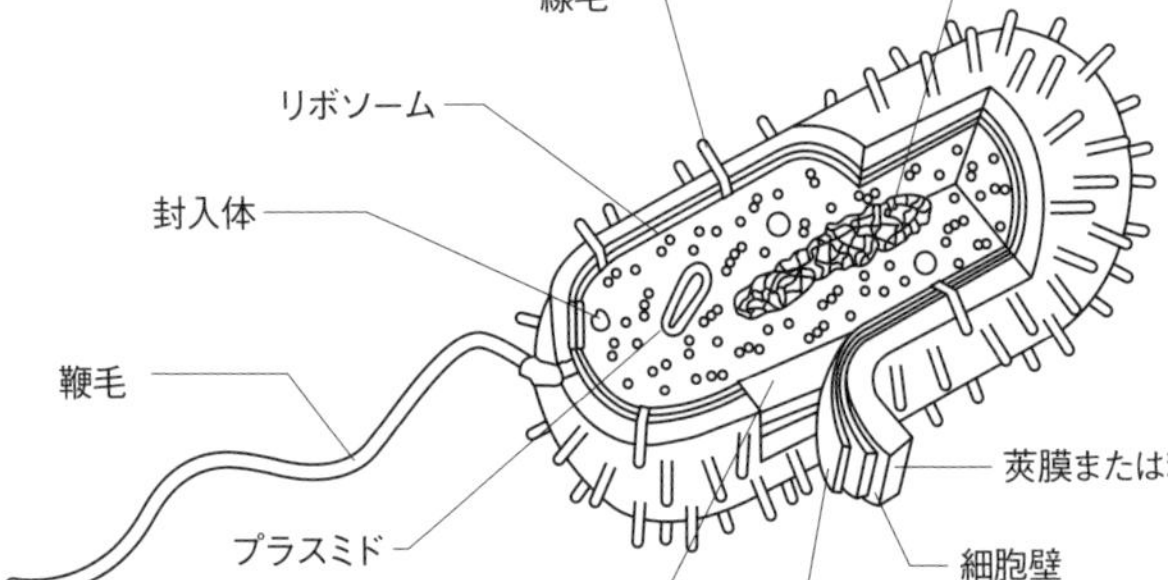

いウイルスの2種類に分けられます。

ウイルスはカプシドと呼ばれるタンパク質の殻の中に、自分の遺伝子情報（DNAかRNAのどちらか）を格納しています。基本構造はたったこれだけです。エンベロープ型ウイルスはもう少し凝ったつくりになっていて、カプシドの外側を膜（エンベロープ）が覆っています。エンベロープについては後述するとして、ウイルスの超シンプルな姿をみただけで、自己増殖も代謝も無理そうだと、しろうと目にもわかります。そこで、単細胞微生物の大腸菌の構造と比べてみましょう（図4－2）。

単細胞といえども、DNAを複製し、タンパク質を合成する機能（リボソームやプラスミド）がしっかり備わっています。両者を比べてみれば、ウイルスには遺伝子情報を複製したり、代謝を行う機能がまるでないことがわかるでしょう。したがって、ウイルスは(2)と(3)の条件を満たせず、生物ではないというのが一般的な見解です。

ウイルスの目的は、ひたすら自分を増やすこと

では、自己増殖ができないウイルスは、どうやって子孫を増やしているのでしょう？ウイルスは巧妙な手口を使い、寄生した生物（これを宿主《しゅくしゅ》といいます）の細胞組織を利用して自己を増殖させています。他者の細胞をこっそり借りて、自分の子孫をちゃっかり生み出すのです。それにしても、ウイルスはなぜそんなことをするのでしょう。これはひとえに「自分の遺伝子を残すため」と考えることができます。

１９８０年代に、進化生物学者のリチャード・ドーキンスが著した「利己的な遺伝子」という一般向け科学書が大きな話題となりました。「生物は遺伝子によって利用される〝乗り物〟に過ぎない」という主張は、当時多くの読者に衝撃を与えました。あらゆる生命体の生存目的は、自分の子孫を残す（遺伝子を伝える）ことに尽きるというわけです。この仮説の賛否については、ここで議論するテーマではありません。しかし、生物とはいえないウイルスの立ち振る舞いにこそ、「利己的な遺伝子」という表現がしっくりとくるの

ではないでしょうか。

ウイルスは自己を増やすために、人間や動物、さらには細菌の細胞にまで侵入し、そこで自分を増やしてほかの細胞に移り、同じことを繰り返し続けます。彼らの目的はあくまで自分を増やすことなので、宿主が死なない方が長期間居座ることができ効率的に増殖できます。ウイルスは私たちにとって脅威の存在ですが、彼らは人間を殺すために感染するのではなく、単に自分の子孫を増やしたいだけです。ウイルス感染はこのようにして人から人に広がっていきます。

エンベロープ型ウイルスの侵入方法

次にウイルスが私たちにどのようにして侵入するのか、その手口を探ってみましょう。空気中に漂うウイルスは、そのままでは増殖できません。たとえば、人間の喉などの侵入しやすい粘液細胞に着地することによって、そこから侵入を試みます。その侵入過程を簡単に説明しましょう。細かい部分は要所で解説するとして、大まかな流れをつかんでおいてください。ここでは、ラムナン硫酸に関連するエンベロープ型ウイルスの侵入方法をみていきます。

エンベロープとは、カプシドと呼ばれるウイルスの殻を覆う膜であると説明しました。この膜は、ウイルスがもともと持っている自前のものではなく、実は宿主細胞から拝借してきたものです。ウイルスが宿主細胞に侵入する際、子孫を増やして細胞から出ていく際、エンベロープの存在が重要になります。

まず、侵入する際にはウイルスがエンベロープを脱ぎ棄てます。この際に、エンベロープ（ウイルスの被膜）と宿主細胞膜が混じり合うことで、ウイルスの遺伝子は細胞内への侵入を果たします。ここでウイルスは、宿主細胞のインフラ（細胞増殖に関与する組織）を利用して子孫をたくさん増やします。次に細胞内で生まれた子孫たちは、その細胞から脱出する際に再び宿主細胞膜の脂質や糖タンパク質からなるエンベロープをまとって、ほかの細胞や個体に乗り移っていきます。

〈ウイルス増殖の3STEP〉

(1)エンベロープを脱いで宿主細胞内に侵入。

↓

(2)宿主細胞を利用して子孫を増やす。

←

(3)次の細胞に移るためにエンベロープを着て脱出。

非常におおざっぱではありますが、まずはこの大きな流れだけを覚えておいてください。(1)~(3)を繰り返すことによって、エンベロープ型ウイルスの感染は広がっていくというイメージを持ってもらうだけで十分です。

【実験1　ラムナン硫酸の抗ウイルス活性を検証】

ラムナン硫酸でウイルスが減った！

ここから、ラムナン硫酸の抗ウイルス作用について、ラムナン研究所の具体的な研究成果を紹介してまいります。２０２０年5月13日にスイスの学術誌「Marine drugs」[注1]に掲載された「正常および免疫不全マウスにおける、緑藻ヒトエグサ由来ラムナン硫酸の抗インフルエンザＡウイルス活性[※1]」という論文です。

※　1　Terasawa M, et al . Anti-influenza A virus activity of rhamnan sulfate from green algae Monostroma nitidum in mice with normal and compromised immunity. Mar Drugs, 2020 May 13;18(5):254. doi: 10.3390/md18050254

注1：Marine Drugsとは、海洋天然物を資源とした治療薬などの研究、開発をメインに掲載する学術情報誌。掲載論文は同分野の専門家たちによる査読（評価・検証）が済んだもので、インパクトファクター（他論文の引用数により数値化）は「4・0」を超える水準なので、比較的高い数字（掲載論文の質が高い）と言える。

最初の実験は、培養細胞に各種ウイルスを感染させるときにラムナン硫酸を加えることで、ウイルスが減るかどうかを調べたものです。

試験をしたのは12種のウイルス。そのうちの8つはエンベロープ型ウイルス（単純ヘルペスウイルスⅠ型・Ⅱ型、ヒトサイトメガロウイルス、麻疹ウイルス、おたふくかぜウイルス、インフルエンザA型ウイルス、エイズウイルス、ヒトコロナウイルス）、4つはエンベロープを持たないウイルス（アデノウイルス、ポリオウイルス、コクサッキーウイルス、ライノウイルス）です。

結果は表4－1に示しました。**ラムナン硫酸は、エンベロープ型ウイルスには高い増殖抑制を示しました。**しかし、エンベロープを持たない4つのウイルスに関しては効果がみられませんでした。

【表4-1】 ラムナン硫酸は、エンベロープ型ウイルスを抑制する

試験ウイルス	核酸	エンベロープ	抗ウイルス活性（IC50, μg/ml）		判定
			A	B	
単純ヘルペスウイルスI型	DNA	あり	6.5	31	有効
単純ヘルペスウイルスII型	DNA	あり	0.93	4.7	有効
ヒトサイトメガロウイルス	DNA	あり	1.1	67	有効
麻疹ウイルス	RNA	あり	8.3	430	有効
おたふくかぜウイルス	RNA	あり	1.5	51	有効
インフルエンザA型ウイルス	RNA	あり	4.1	310	有効
エイズウイルス	RNA	あり	1.2	1.2	有効
ヒトコロナウイルス	RNA	あり	0.77	0.99	有効
アデノウイルス	DNA	なし	480	>1000	無効
ポリオウイルス	RNA	なし	>5000	>5000	無効
コクサッキーウイルス	RNA	なし	2600	>5000	無効
ライノウイルス	RNA	なし	530	>1000	無効

すべてのエンベロープ型ウイルスに効果が出た

実験結果の数値の見方を簡単に説明しておきましょう。「抗ウイルス活性」の欄がAとBに分かれていますが、Aは「ラムナン硫酸を**ウイルス感染中に投与**」、Bは「ラムナン硫酸を**ウイルス感染直後に投与**」しています。どのエンベロープ型ウイルスに関しても、Aの成績がいいことから、ラムナン硫酸はウイルス複製の初期段階（＝ウイルス感染中）でより高い阻害効果を示すことがわかります。

ウイルス活性を測る数値は、ＩＣ50というウイルス阻害作用を示す値を使っています。ＩＣ50は、ウイルスの複製を50パーセント低下させるために必要なラムナン硫酸の濃度を示します。したがって、数値が低いほど効果的である（低濃度で効い

【図4-3】　インフルエンザウイルスの構造

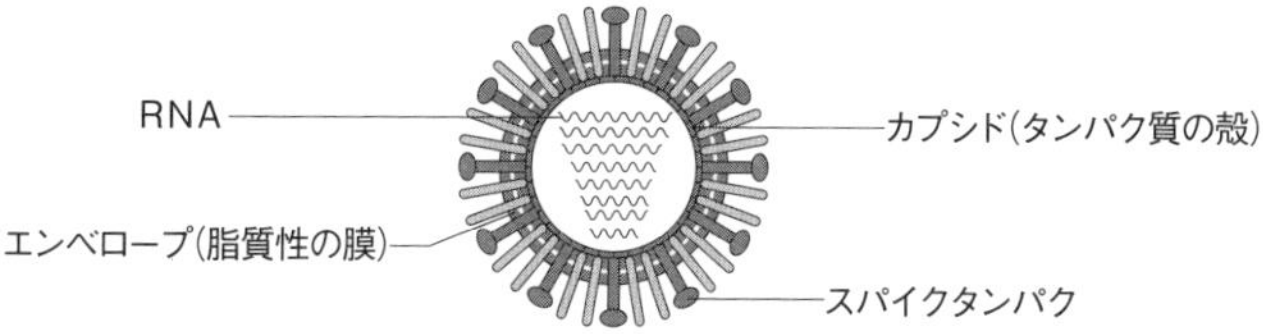

ている）ことになります。

この結果から、**ラムナン硫酸がエンベロープウイルスに対しては例外なく効果を発揮している**ことがわかります。

ウイルスはエンベロープを巧みに使う

なぜ、ラムナン硫酸はエンベロープ型ウイルスにだけ効くのでしょうか？　その理由を探るために、エンベロープについてもう少し詳しくみていきましょう。インフルエンザウイルスのエンベロープ部分をよくみると、図4−3のような形をしています。

エンベロープ表面には、スパイクタンパク（以下スパイク）と呼ばれる突起物がたくさんついています。これはウイルス自身が遺伝子として持っているタンパク質ですが、このスパイクが宿主細胞膜にあるレセプター（受容体：受け入れタンパク質）に結合することによって感染が開始されます。先ほど説明した〈ウイルス増殖の3STEP〉でいうと「**⑴エンベロープを脱いで宿主細**

【図4-4】 ラムナン硫酸はウイルスのエンベロープに結合して感染を防ぐ

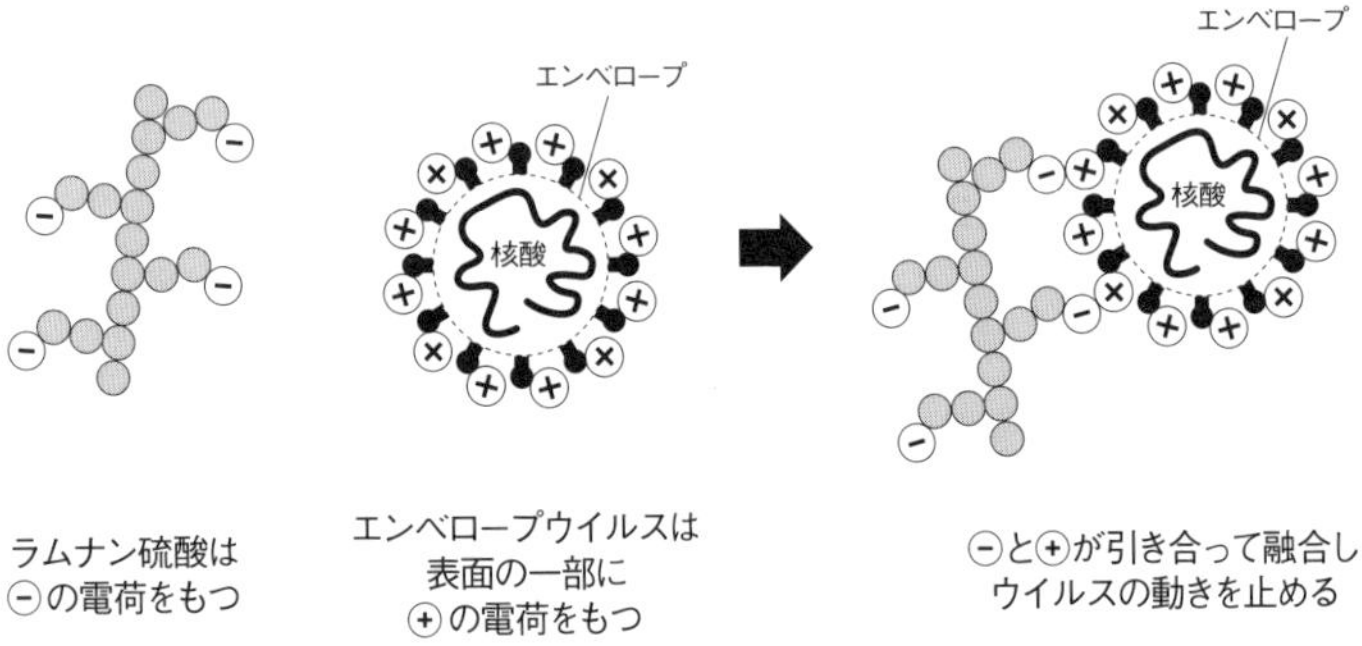
エンベロープ
核酸
エンベロープ
核酸
ラムナン硫酸は
⊖の電荷をもつ
エンベロープウイルスは
表面の一部に
⊕の電荷をもつ
⊖と⊕が引き合って融合し
ウイルスの動きを止める

※イメージ図のため、ウイルスとラムナン硫酸の大きさは同じ大きさにしています

胞内に侵入」の段階です。

スパイクが結合してから、エンベロープを脱いで侵入するわけですが、その過程をもう少し詳しくお話しましょう。インフルエンザウイルスが侵入時に使うスパイクは「ヘマグルチニン（HA）」というタンパク質です。ヘマグルチニンは、宿主細胞のレセプターの糖鎖の末端に存在する「シアル酸」と結合することができます。

両者の結合が起こると、ウイルスは宿主細胞に引き込まれていきます。細胞にウイルスを引き込んで細胞膜の小胞をつくり、ウイルスを閉じ込めて処理しようとします。小胞内は酸性状態でウイルスの遺伝子（DNAあるいはRNA）を分解しようとしますが、ウイルスはこの事態を利用します。酸性化によってウイルスのエンベロープと宿主細胞の膜が融合し、ウイルスの遺伝子が細胞内に飛び込んでいきます。エンベロープは、ここで脱ぎ捨てられるわけです。

ラムナン硫酸は、エンベロープ型ウイルスを阻害する

ウイルス侵入現場にラムナン硫酸が存在するとどうなるのでしょう？　ラムナン硫酸はマイナスの電荷をもつ多糖類です。もともとエンベロープから突き出た糖タンパク質の表面には、部分的にプラス電荷をまとっている部分があります。ラムナン硫酸がマイナス電荷でエンベロープに結合し、侵入を妨害することになります。**侵入者が入ろうとしているところにかけつけて、感染力を奪い取る**わけです。図4－4のようなイメージです。

【実験2　ラムナン硫酸添加の最適なタイミングを検証】

ラムナン硫酸は、ウイルス侵入を阻止する

実験2では、ラムナン硫酸によってインフルエンザウイルスの増殖を抑制するために

【グラフ4-1】 感染時間によるラムナン硫酸の効果比較

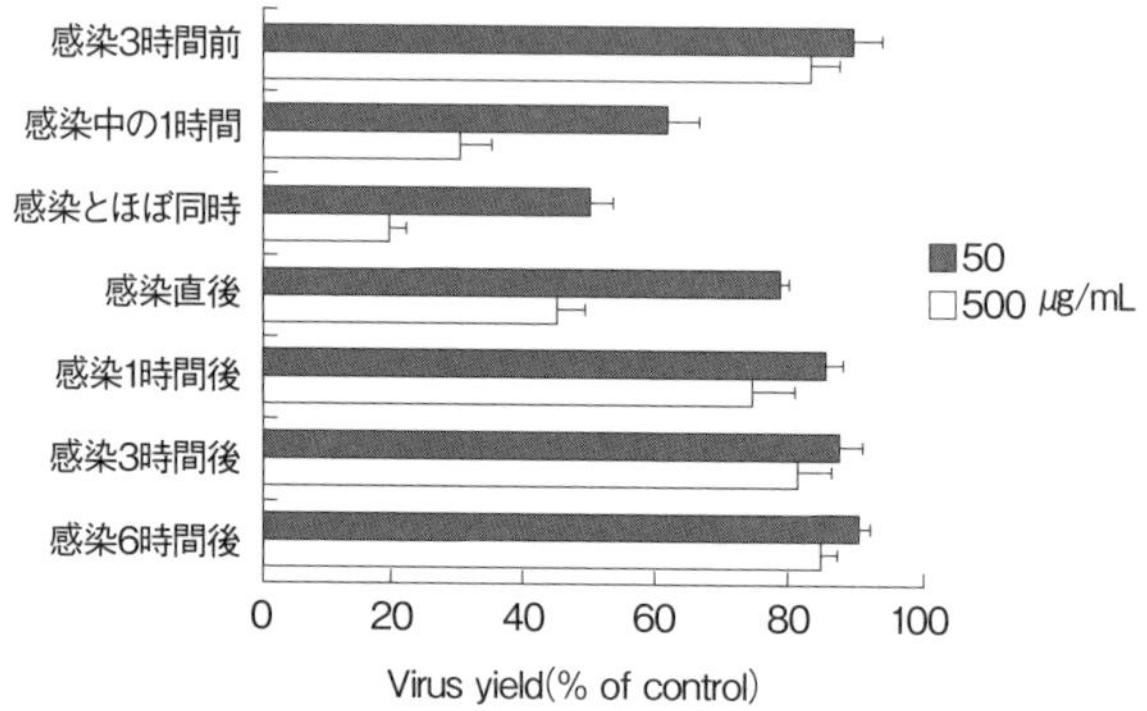

は、どのタイミングで添加するのがよいのかを、より詳しく調べました。1ミリリットル中50マイクログラム（黒色）、500マイクログラム（白色）と2通りの濃度のラムナン硫酸を、インフルエンザウイルス感染の培養細胞に加えました。加えるタイミングは7通りで比較したところ、グラフ4－1のような結果が出ました。

感染3時間前や感染1～6時間後に添加しても、ウイルスの増殖を顕著に抑制することはありませんでした。効率的に増殖抑制できたのは、「感染中の1時間」「感染とほぼ同時に添加」の場合だけでした。

この結果から、抗ウイルス作用の効果が出るのは次のふたつの場合が考えられました。

(1) 宿主細胞表面にウイルスが吸着したとき

(2) 宿主細胞へウイルスが侵入する初期段階

ここで得られた考察をさらに検証するために、イヌの腎臓細胞を使って、ラムナン硫酸がウイルスの吸着・侵入に及ぼす影響を調べました。まず「吸着に及ぼす影響」については、1時間前にウイルス感染させた細胞に、2通りの濃度のラムナン硫酸（20、50μg／mL）を添加して比べました。

【グラフ4-2】　濃度別ラムナン硫酸添加によるウイルス吸着の比較

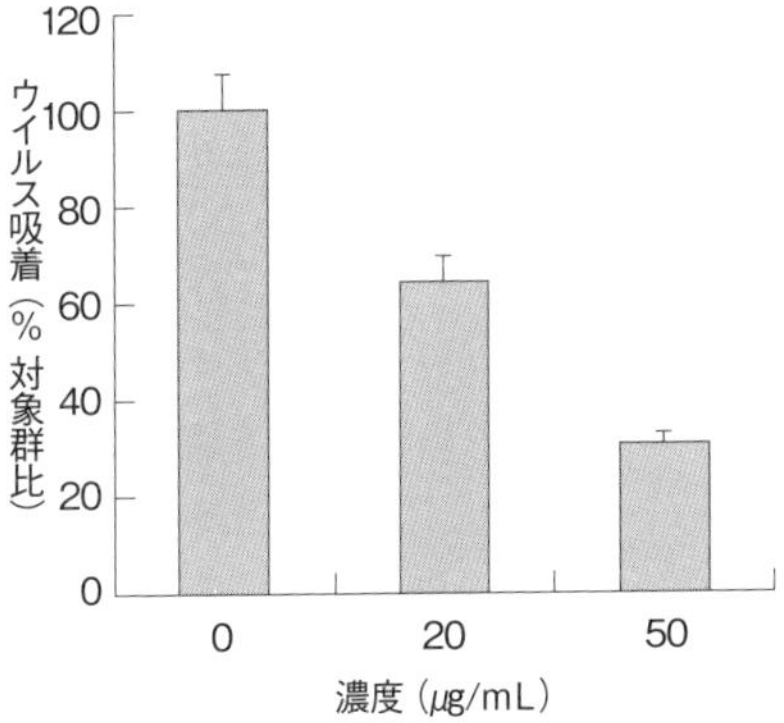

【グラフ4-3】　濃度別ラムナン硫酸添加によるウイルス侵入の比較

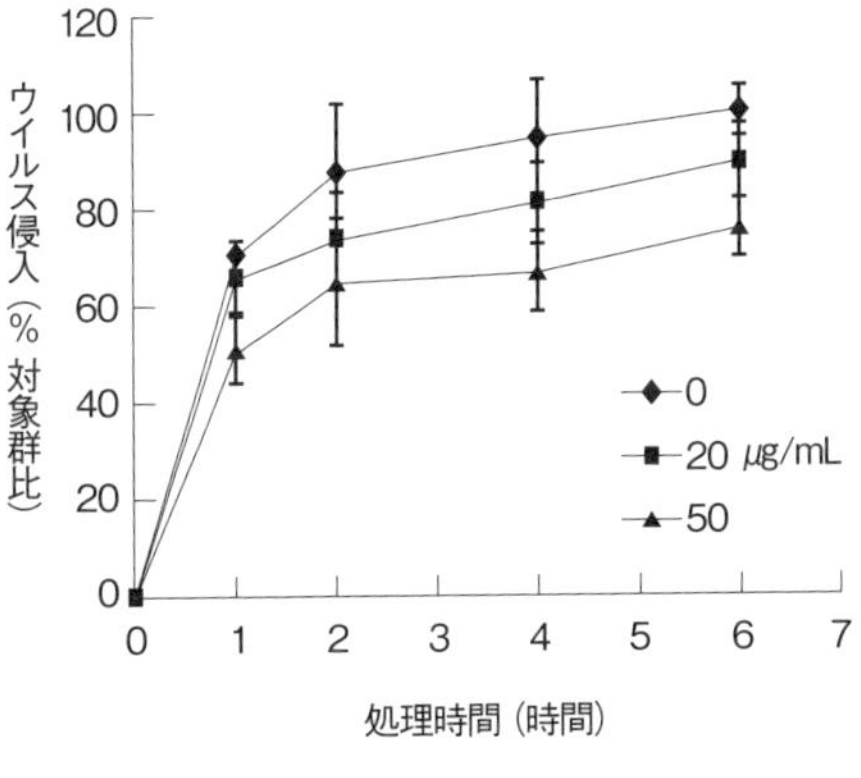

結果はグラフ4－2のとおりで、濃度が高いほどウイルスは吸着できないという結果が出ました。次に「ウイルスの侵入に及ぼすラムナン硫酸の影響」を調べました。その結果を、グラフ4－3に示します。

このグラフからは、ラムナン硫酸の濃度が高ければ、処理時間が短くてもウイルスの増殖は強く抑制され、処理時間を長くしても抑制効果にはあまり影響を与えないことがわかります。

この2つの結果から、ラムナン硫酸はウイルスの吸着時と侵入時に効果的に抑制することがわかりました。

【実験3　マウスを使ってラムナン硫酸の効果を検証】

ラムナン硫酸投与でインフルエンザによる死亡はゼロに！

インフルエンザウイルスに感染したマウスを使った実験も行いました。健康なマウス（免疫正常）と5－FU（抗がん剤）を数回投与したマウス（免疫不全）のグループにわけて、ラムナン硫酸とオセルタミビル（タミフル：抗ウイルス薬）の影響を調べました。

【表4-2】 インフルエンザマウスの死亡率

	ラムナン硫酸(5㎎)	オセルタミビル(0.5㎎)	投与なし
免疫正常マウス	0%(11/11)	0%(10/10)	0%(11/11)
免疫不全マウス	0%(11/11)	0%(6/6)	18%(9/11) (9〜10日目に死亡)

表４－２は、実験を行ったマウスの死亡率をまとめたものです。カッコ内の数字は、実験対象マウスのうち何匹生き残ったかを示すものです。インフルエンザウイルスに感染した免疫不全マウスのうち、ラムナン硫酸あるいはオセルタミビルの投与したマウスでは死亡例がありませんでしたが、投与していない対照マウスの18パーセント（11匹中の２匹）が死亡しました。

ラムナン硫酸でマウスのウイルス量が抑制された

次に、ラムナン硫酸でインフルエンザ感染マウスのウイルス量をどれだけ抑えられるのかを調べました。グラフ４－４は、ラムナン硫酸投与から３日後、７日後に、肺と気管支のウイルス量の変化を示しています。

ラムナン硫酸を投与した免疫正常マウスは、感染３日後には肺、気管支ともウイルス量が抑制されています。免疫不全マウスにおいては、肺では効果が見られなかったものの、気管支では抑制されていました。感染７日後では、肺でも気管支でもウイルス量が抑制されていることがわ

【グラフ4-4】 ラムナン硫酸によるウイルス量の変化

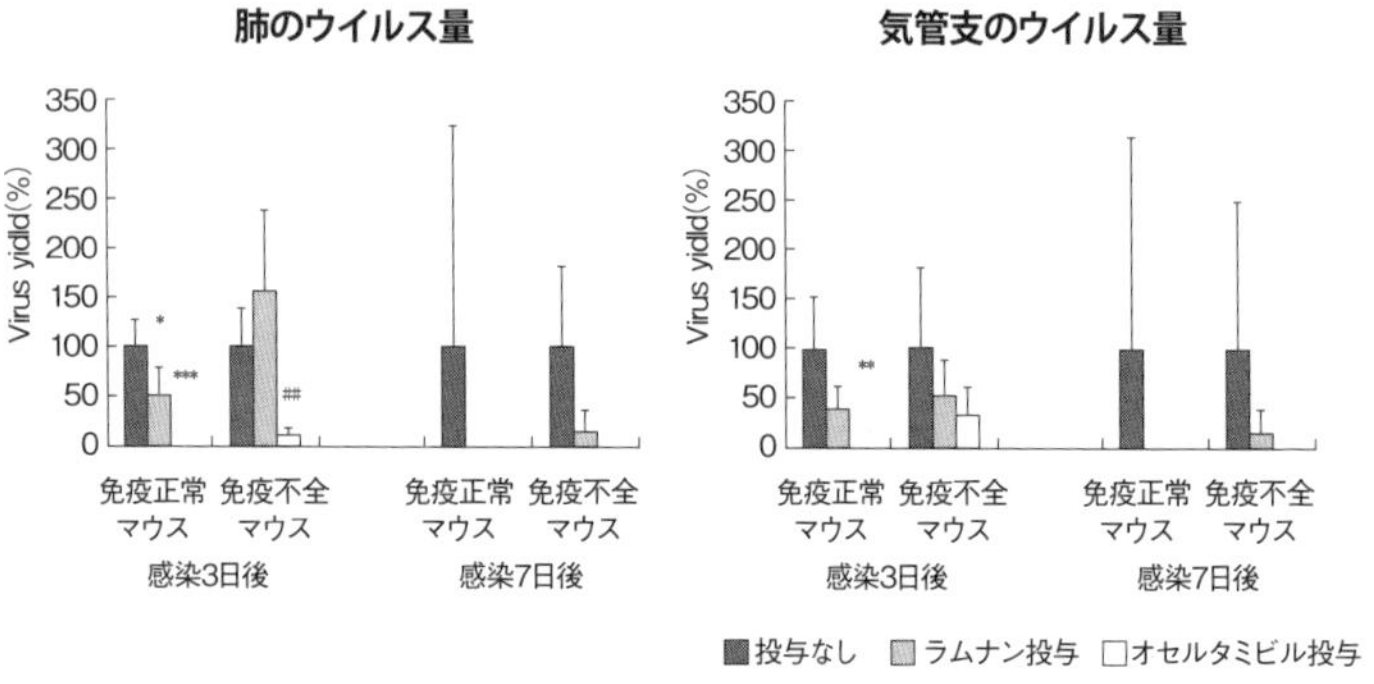

かります。

ラムナン硫酸で抗体産生が上がり、タミフルでは抗体産生が低下

ラムナン硫酸は、インフルエンザマウスの獲得免疫にどのような影響を与えているのでしょうか。それを調べるために、感染後のそれぞれのマウスの血液を採取し、血液中に含まれるウイルス中和抗体の力価を比較しました。グラフ4－5をご覧ください。

中和抗体とは特定のウイルスを無毒化する働きを持つ抗体で、これが検出されればインフルエンザウイルスに対する免疫ができたことになります。力価とは、「抗体によりどれだけウイルス感染を防ぐことができるか」の指標として割り出された数値です。

中和抗体の力価は、免疫正常マウスのグループ、免疫不全のグループにわけて、それぞれ「何も投与

【グラフ4-5】　ラムナン硫酸がウイルス抗体産生に与える影響

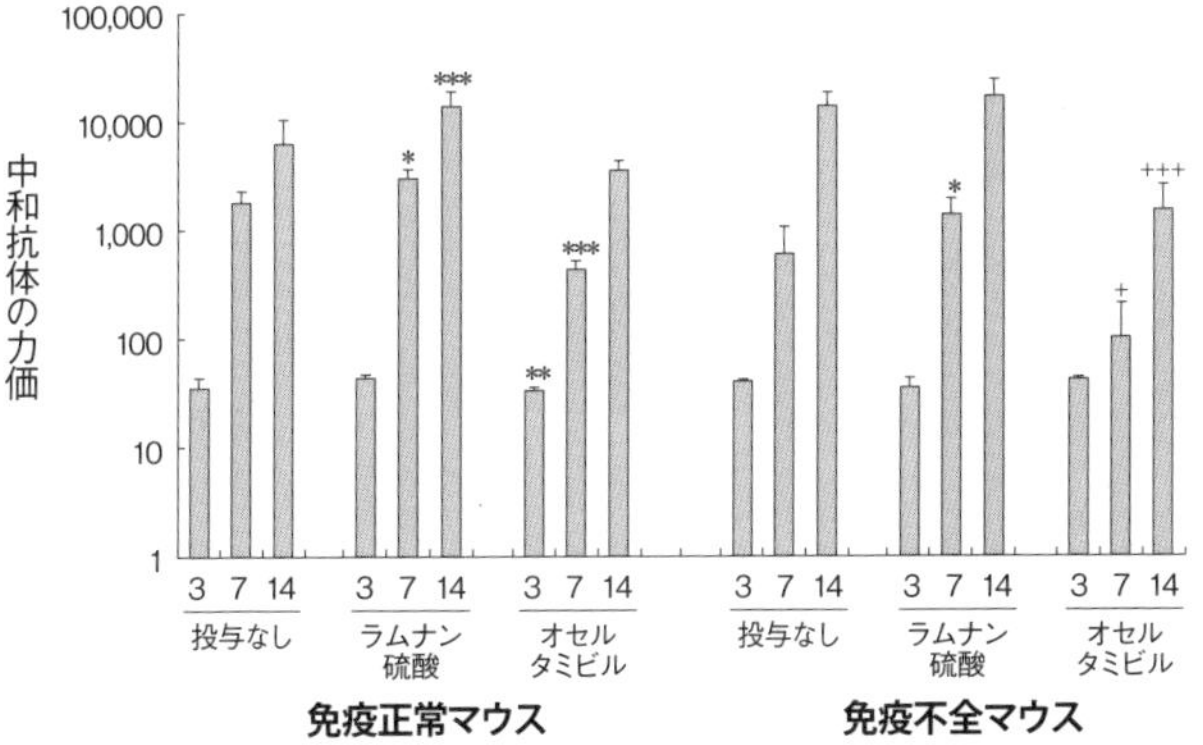

されていないマウス」「ラムナン硫酸5㎎投与のマウス」「オセルタミビル（タミフル）0・5㎎投与のマウス」を比較しました（3日後、7日後、14日後に採血）。その結果、**最も抗体産生が強くなったのはラムナン硫酸投与のマウス**でした。オセルタミビル（タミフル）は、ウイルスの増殖を強く抑えましたが（ウイルス量の実験結果を参照）、その後に抗体産生を低下させていることがわかります。

ラムナン硫酸は腸管免疫に関与する

以上の実験から、ラムナン硫酸はウイルスの増殖を抑制し、免疫抗体を増加させることがわかりました。最後の実験では、ラムナン硫酸の免疫系への関与を確かめるために、腸の免疫細胞にラムナン硫酸が到達しているのかを調べました。

腸に届いたかどうかを識別するために、ＦＩＴＣ（フルオレセインイソチオシアネート）という蛍光色素を結合させたラムナン硫酸を利用しました。ラムナン硫酸が腸に存在すれば蛍光色で判断できるわけです。ＦＩＴＣ結合ラムナン硫酸を経口投与し、５分後、30分後、60分後に小腸のパイエル板の様子を観察しました。

ここで少し補足しておきます。小腸の壁にはパイエル板と呼ばれる領域があり、ここに小腸の免疫細胞が集まっています。小腸には体中の60～70パーセントの免疫細胞が集まっているといわれますから、パイエル板は免疫系にとって非常に重要な場所です。パイエル板の表面にはＭ細胞（マイクロフォールド細胞）と呼ばれる特殊な細胞がずらりと並んでおり、このＭ細胞を通過する物質をチェックして問題があれば樹状細胞などの免疫細胞に伝えて免疫反応が起こります。

81ページ画像４－１を見てください。左側がパイエル板、右側画像の赤い部分がパイエル板表面のＭ細胞です。

この実験では、ＦＩＴＣ結合ラムナン硫酸をマウスに投与し、５分後にパイエル板をチェックしてみたところ（画像４－２）、ラムナン硫酸は認められませんでした。ところが30分後にもう一度観察してみると、パイエル板表面にＦＩＴＣ結合ラムナン硫酸がびっしり結合しています（緑色部分）。左がラムナン硫酸の存在を示す画像、右はパイエル板

【画像4-1】　パイエル板とM細胞

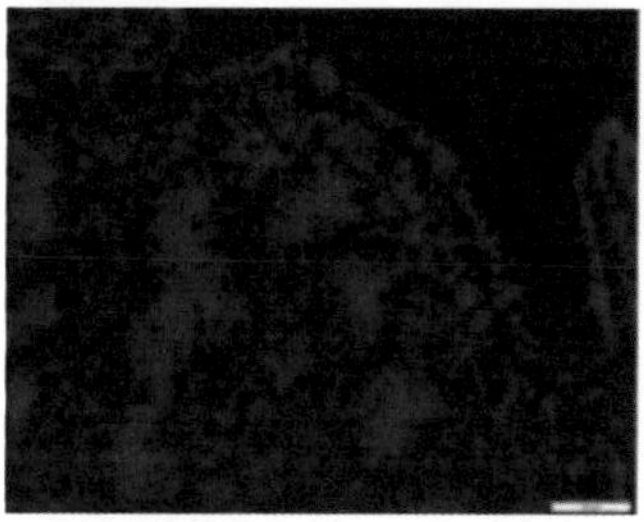

パイエル板

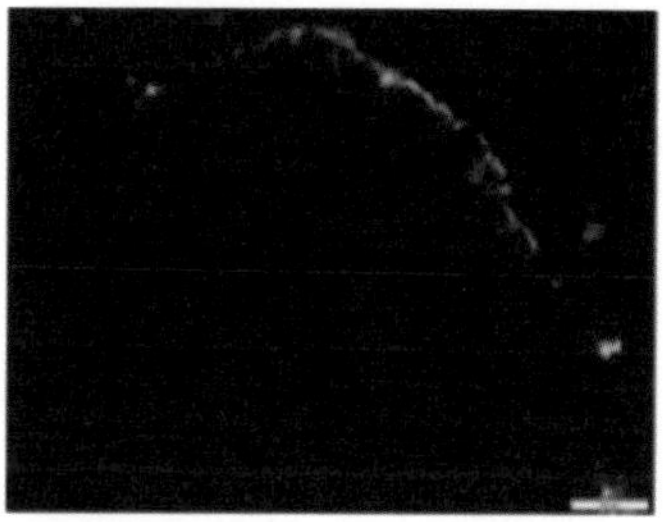

M細胞

※1より引用

の画像と合体させて、位置関係がわかるようにした画像です（82ページ画像4－2）。

そして60分後にもう一度観察してみましたが、ラムナン硫酸は観察できませんでした。腸のパイエル板にたどり着いたFITC結合ラムナン硫酸は、M細胞を通過して小腸の細胞内部に入ることができたと考えられます。**この事実は、ラムナン硫酸が腸管免疫に関与し、免疫を高めていることを示唆しています。**

ラムナン硫酸は、有力な抗ウイルス剤の候補である

以上の実験から、研究成果をまとめると次のようになります。

●ラムナン硫酸は、広範囲のエンベロープ型ウイルスに対して抗ウイルス活性をもつ。

●ラムナン硫酸は、インフルエンザウイルス感染の初期段階

【画像4-2】 パイエル板に結合したラムナン硫酸

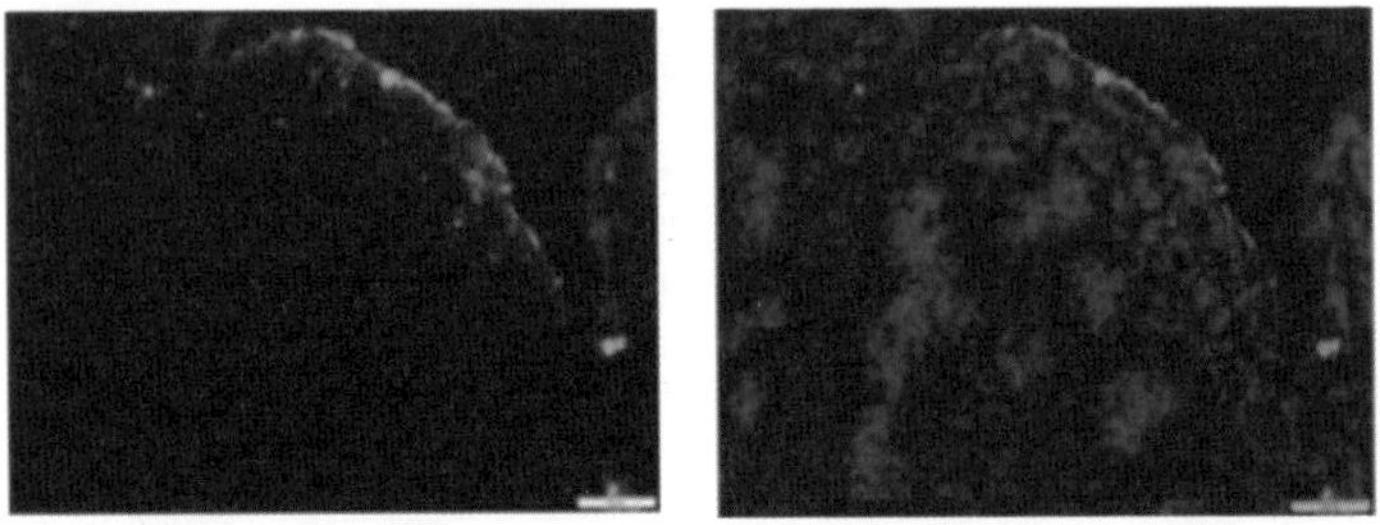

パイエル板のラムナン硫酸　　M細胞を取り巻くラムナン硫酸

※1より引用

を抑制し、中和抗体（ウイルス感染を阻止する抗体）の産生を促進する。

●ラムナン硫酸は、免疫正常マウス、免疫不全マウスともにウイルスの攻撃から守ることができる。

●ラムナン硫酸は、小腸のM細胞を通過しパイエル板の免疫細胞に働きかけることができる。

最後にこの論文の結論を紹介しておきます。

「ラムナン硫酸がウイルスの吸着・侵入を阻害し、抗体反応を高めることによって感染を緩和することを報告します。ラムナン硫酸の作用機序は、オセタミビル（タミフル）などの薬剤とは異なり、長期間使用しても耐性ウイルスは出現しないと考えられます。

今後は、有効な抗ウイルス剤の候補として、さまざまなエンベロープ型ウイルスへの効果を実証するために、さらなる研究が必要とされます。」

ラムナン硫酸は、新型コロナウイルスも阻害する可能性がある

ラムナン研究所の研究報告によると、ラムナン硫酸は数多くのエンベロープ型ウイルスに対しての抗ウイルス活性をもっています。ヒトコロナウイルスにも活性が認められることから、新型コロナウイルス（SARS-CoV-2）への抗ウイルス活性も期待されます。現状ではSARS-CoV-2感染症（COVID-19）の十分に確立された動物モデルは存在しないので動物実験はできませんが、このウイルスの侵入機序を知ることで、ある程度の予測を立てることはできるでしょう。

そこで、先ほど紹介したインフルエンザウイルスの感染機序と比較してみることにしましょう。まず、エンベロープ型ウイルス増殖の3STEPを思い出してください。

〈ウイルス増殖の3STEP〉

(1)エンベロープを脱いで宿主細胞内に侵入。

↓

(2)宿主細胞を利用して子孫を増やす。

(3) 次の細胞に移るためにエンベロープを着て脱出。←

SARS-CoV-2の感染時においてもこの大きな流れは、先に説明したインフルエンザウイルスの感染時と同じです。侵入時にスパイクタンパク質と宿主細胞側のレセプターが結合することも同様で、SARS-CoV-2のスパイクは、宿主細胞のレセプターであるACE2（アンジオテンシン変換酵素2）と結合します。その後スパイクタンパク質は、タンパク質分解酵素（TMPRSS2：セリンプロテアーゼ）により切断され活性化されます。この過程を経てエンベロープと細胞膜は融合し、エンベロープを脱いだSARS-CoV-2の遺伝子（RNA）は細胞内へ侵入します（図4－5）。

ウイルス遺伝子の侵入の仕方については、細胞表面で膜融合を起こす場合と細胞に一度潜り込んでから膜融合を起こす場合があり、この辺の細かい機序はウイルスの種類によって様々です。しかし、エンベロープ型ウイルスが増殖する3つのSTEPは同じです。新型コロナウイルスはRNAウイルスであり変異しやすいのですが、ラムナン硫酸はスパイクタンパク質がそれぞれ異なるエンベロープ型のウイルスに対して幅広く効果を持っています。したがって、**ラムナン硫酸がSARS-CoV-2に抗ウイルス活性を示す可能性は十分に**

【図4-5】 SARS-CoV-2はACE 2をレセプターとして侵入する

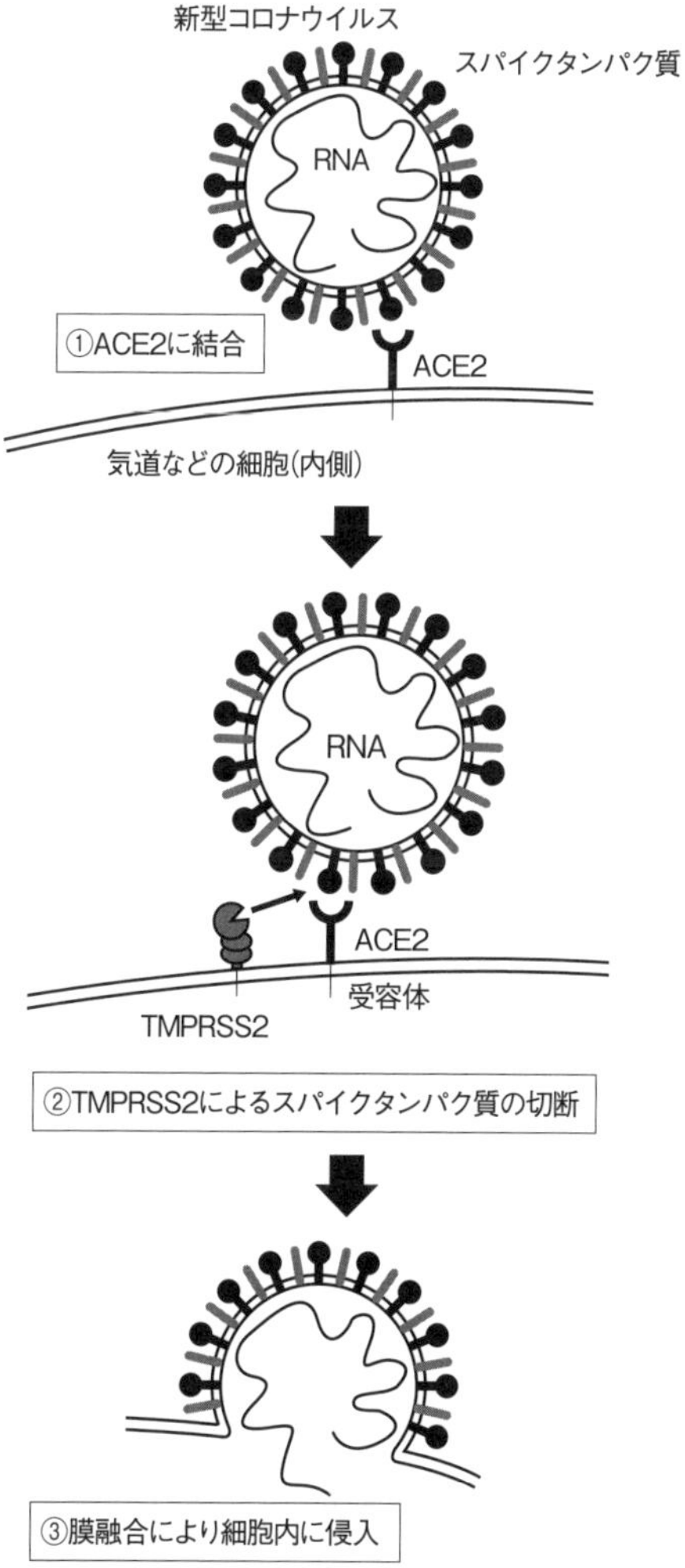

あると思われます。

なお、SARS-CoV-2のレセプターといわれるＡＣＥ２は、血管壁を収縮し血圧をあげる役割をもつアンジオテンシンⅡのレセプターであるＡＣＥと似た構造を持ちます。しかしその働きは異なり、ＡＣＥ２は血管壁を弛緩させる働きがあるといわれています。ＡＣＥとＡＣＥ２は共に肺、心臓、腎臓など複数の臓器や血管に存在し、血圧と血流を調整する役割を担っています。

コラム　新型コロナウイルスに関する注目すべき最新報告

SARS-CoV-2感染阻止が期待される既存薬（ナファモスタット）

SARS-CoV-2の感染時には、TMPRSS2というタンパク質分解酵素によってスパイクタンパク質が切断・活性化される必要があると説明しました。この過程に着目し、TMPRSS2によるスパイクタンパク質の活性化を阻止すれば、SARS-CoV-2感染を防げるのではないかという研究報告があります。

東京大学医科学研究所の発表によれば、抗凝固薬として急性膵炎治療などにも長年使われてきたナファモスタット（商品名：フサン）には、TMPRSS2によるスパイクタンパク質の活性化をくい止めSARS-CoV-2感染を阻止する効果が期待されています。

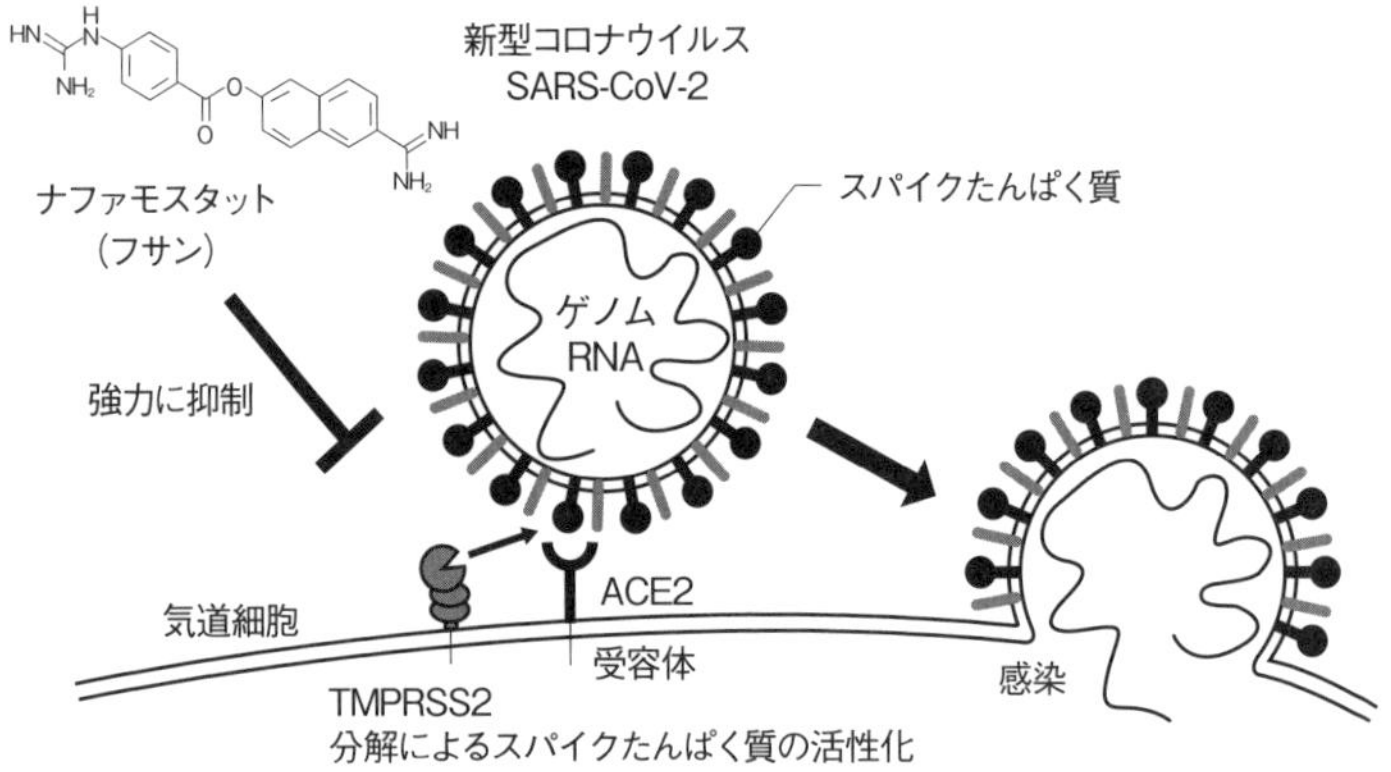

図は東京大学医科学研究所プレスリリースより引用
(https://www.ims.u-tokyo.ac.jp/imsut/jp/about/press/page_00060.html)

新型コロナウイルスの抗体は3カ月で減少する

２０２０年6月、中国の重慶医科大学などの研究グループが、新型コロナウイルス感染症について気になるデータを発表しました（医学雑誌『ネイチャーメディシン』[※2]）。新型コロナウイルス感染後につくられるIgG抗体は、当初80％以上の人で検出されていました。ところが退院2カ月後に測定すると、この抗体が検出されていた人のうち、無症状の人の93・3％、症状があった人の96％において、抗体が減少していたことがわかりました。

このデータは、せっかく**新型コロナウイルスに対する抗体ができても数カ月で消えてしまう可能性**を示しています。さらに、一定以上の人が感染すればそれ以上拡大しないとされる集団免疫を獲得することも、困難であるということになります。

また、通常のインフルエンザワクチンは1回接種すると4カ月は効果が持続し、季節性があるので1回の接種でそのシーズンを乗り切ることができます。しかしコロナウイルスの場合、夏でも消えず、**たとえワクチン接種ができても数カ月しか持たないということになり、ひょっとしたら、年に2、3回もワクチン接種しなくてはなりません。費用も手間もかかりますのでワクチンによる予防がよいのか疑問**です。

ワクチンができてもその有効性と安全性（副作用など）に懸念材料があるとすれば、ほかの方法も考える必要があります。たとえば、**ラムナン硫酸のようにウイルスとレセプターの結合を邪魔したり、ウイルスに対する抗体産生を増強したりする、ワクチンとは異なった戦略が必要となる**のです。

※2 Long Q.X, et al., Clinical and immunological assessment of asymptomatic SARS-CoV-2 infections. NAT. Med. 2020. DOI: 10.1038/s41591-020-0965-6

過去にかかった風邪の記憶が新型コロナを防ぐ？

一方で科学雑誌Ｃｅｌｌに希望をもたらす情報が掲載されました。[※3] この報告では、２種類の血漿サンプルを用いて、それぞれの免疫応答を調べています。

〈サンプルＡ〉

SARS-CoV-2 に感染後、入院をせずに回復した患者20人の血漿サンプル。

つまり、軽症の新型コロナウイルス感染者の血漿サンプルから、免疫応答とＴ細胞応答を解析しました。その結果、すべての人に抗体と抗体応答のヘルパーT細胞（CD4陽性T細胞）が、70％の患者に感染細胞を殺す細胞障害性T細胞（CD8陽性T細胞）が誘導されていることがわかりました。

ヘルパーT細胞とは、侵入してきたウイルスに対する抗体をつくるための指令を送る免疫細胞です。細胞傷害性T細胞は、感染細胞を殺傷することでウイルスを排除する働きを持つ免疫細胞です。

〈サンプルB〉

2015〜2018年の間に収集・保存されていた血漿サンプル。

これらの血漿サンプルはSARS-CoV-2が存在する以前のものなので、当然ながらSARS-CoV-2に感染した可能性のない人の血漿サンプルということになります。これらのサンプルのT細胞を用いてSARS-CoV-2に対する反応を解析したところ、40〜60％にSARS-CoV-2に対する免疫記憶が成立しており、さらに4種の風邪のコロナウイルスのうち少なくとも3種に交差反応性が認められました。つまり、旧型のコロナウイルスの免疫記憶が残っていた場合、この記憶がSARS-CoV-2にも有効になる可能性があるということです。

これは過去の普通の風邪の感染時に獲得した免疫抗体（交差免疫）を既に持っている人がいるということを示しています。国によって死亡率が違うことも過去に各国で流行した風邪のコロナウイルスの種類の違いで説明できるかもしれません。

※3　Grifoni A., et al., Targets of T cell responses to SARS-CoV-2 coronavirus in humans with COVID-19 disease and unexposed individuals. Cell 2020, 181:1489-1501.e15. DOI: 10.1016/j.cell.2020.05.015

Chapter 5

ラムナン硫酸は肥満を防ぐ

肥満は様々な生活習慣病を引き起こす

「肥満は万病のもと」とよくいわれます。これは、肥満が様々な生活習慣病の危険因子であるからです。糖尿病、脂質異常症、高血圧症、冠動脈疾患（心筋梗塞・狭心症）、脳血管障害（脳血栓梗塞症）、静脈血栓症などなど、病名を上げだしたらキリがないほど、肥満は様々な病気に関連しています。

肥満の判定は、体重と身長のバランスから割り出すＢＭＩ値（25以上が肥満）や体脂肪率（男性25％以上、女性30％以上）により行いますが、これらの基準値を超えると糖尿病などの発症率がぐんと上がります。さらに日本人がため込みやすい内臓脂肪が増えると、血糖、血圧、脂質の数値が上がり、生活習慣病のリスクはさらに高まります。

内臓脂肪型肥満（腹囲：男性85㎝以上、女性90㎝以上）で、血糖、血圧、脂質のいずれかふたつが基準値以上である場合はメタボリックシンドロームと診断されます。日本人男性の2人に1人、女性の5人に1人がメタボリックシンドロームあるいはその予備軍といわれています。内臓脂肪型肥満とは皮下脂肪型肥満とは異なり、外見だけでは判断しにくい肥満です。見た目はやせ型体型でも、実は隠れ肥満であることも多いのです。

脂肪細胞は増えすぎると変質する

そもそもなぜ人は太るのかといえば、脂肪細胞が肥大し、数を増やすからです。通常の脂肪細胞の大きさは直径70~90㎛（マイクロメートル）ですから、0・1ミリにも満たない大きさです。これが肥大してもせいぜい直径0・14ミリ（体積では約2倍超）ほどまでしか大きくならないのですが、その数は普通の体型で300~400億あり、肥満体型では当然それ以上の脂肪細胞が蓄えられます。

脂肪細胞は「エネルギーの備蓄」「細胞膜の原料」「代謝の調整」などに使われます。したがって、人体には欠かせないものですが、肥大して増えすぎるとその性質を変えていきます。たとえば、肥満になるとアンジオテンシンⅡという血圧を上げ、炎症を亢進するホルモンが過剰に分泌されるようになります。また、Chapter3でもお話しした通り、脂肪細胞が炎症を起こすことによってインスリンの効き目が悪くなります。すると脳はインスリンが足りないと思い込んでインスリンを過剰に分泌しはじめ、これも血圧を上げる原因となります。さらには、増加した中性脂肪が動脈の壁を厚くし、動脈硬化も進行していきます。

肥満によって、高血圧、高血糖、脂質異常、動脈硬化といった負のスパイラルに歯止めが効かなくなる……。「肥満は万病のもと」であることが理解いただけたと思います。

高カロリー食が肥満を加速させる

Chapter3では「慢性炎症は万病のもと」になることをお話しました。今度は「肥満は万病のもと」になることのお話しです。これでは万病の大安売りになってしまいますが、慢性炎症と肥満がつながっていることは、すでにお気づきの方も多いと思います。

高カロリー食によって脂肪細胞が炎症を起こすことが、様々な研究によって確認されています。炎症を起こすということは、免疫細胞が活発に活動しているということです。このあたりの話はすでに説明しましたが、高カロリー食で脂肪細胞が刺激され続けると慢性炎症によりインスリン抵抗性が高まります。つまり、肥満による高血糖で糖尿病になりやすくなるということです。

これを防ぐにはどうするべきか？　簡単な回答としては、高カロリー食を避けることです。肉や乳製品などの摂取を減らせばいいわけですが、それに加えてもっといい方法があります。それは、ラムナン硫酸の摂取によって肥満を避けることです。ラムナン研究所では、ラムナン硫酸が肥満防止になることを突きとめました。その研究についてお話しましょう。

ラムナン硫酸は肥満を抑制する

ゼブラフィッシュという魚をご存知でしょうか。ゼブラフィッシュは体長5センチほどの小さな熱帯魚ですが、飼育が容易であること、世代交代期間が2〜3か月と短いこと、胚（細胞の初期状態）が透明で観察しやすいことなどの条件から脊椎動物の実験モデルに適した生物としてよく用いられています。

ラムナン研究所では、ゼブラフィッシュの肥満モデルをつくり、ラムナン硫酸の肥満抑制作用について調べてみました。※1 実験は、ゼブラフィッシュの水槽に次の3通りの飼料を与えてその効果を比較検討しました。

(1) 2週間「高カロリー飼料」をゼブラフィッシュに与える。
(2) 2週間「高カロリー飼料＋ラムナン硫酸」をゼブラフィッシュに与える。
(3) 2週間「低カロリーの通常飼料」をゼブラフィッシュに与える。

これらのゼブラフィッシュの体重増加量を比較したところ、グラフ5－1のような結果が得られました。

【グラフ5-1】　ゼブラフィッシュ肥満モデルに対するラムナン硫酸の体重増加抑制効果

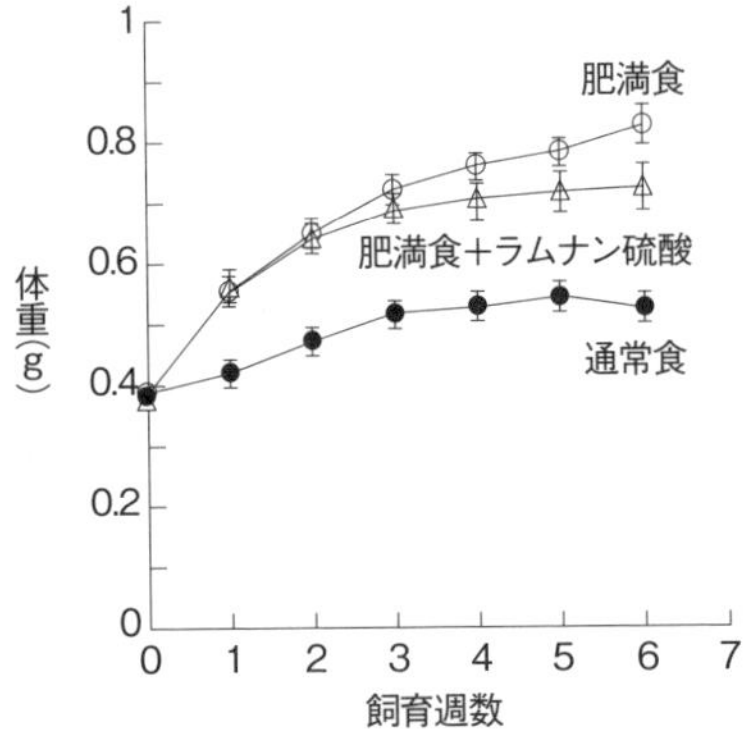

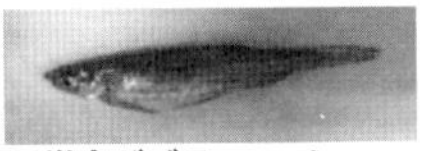
通常食ゼブラフィッシュ

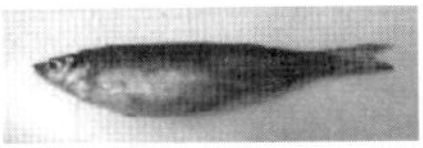
肥満状態のゼブラフィッシュ

※1より引用

通常食と高カロリー食のゼブラフィッシュでは、見た目だけで肥満度の違いがわかります。「高カロリー食」のゼブラフィッシュと「高カロリー食＋ラムナン硫酸」のゼブラフィッシュでは、グラフをみると飼育週数が増えるにしたがって体重増加に違いが表れていることがわかります。**高カロリーの飼料を与えても、ラムナン硫酸の効果が肥満を防ぎ、体重抑制につながっている**ことが証明されています。

※1　Zang L., et al., Rhamnan sulphate from Monostroma nitidum attenuates hepatic steatosis by suppressing lipogenesis in a diet-induced obesity zebrafish model. J Func Foods 2015; 17: 364-370. doi.org/10.1016/j.jff.2015.05.041

脂質異常が動脈硬化を引き起こす

脂質異常症とは、血液中の脂肪が増えすぎてしまうことです。血液中の脂肪が増えると、動脈硬化を起こし心筋梗塞や脳卒中のリスクが高まります。脂質異常を細かく分けると、高コレステロール血症と高脂血症にわかれます。高コレステロール血症とは、LDLコレステロール（悪玉コレステロール）が基準値（140mg／dL）以上の状態をいいます。高脂血症は高コレステロール血症あるいは中性脂肪（トリグリセライド）が基準値（150mg／dL）以上、または両方である状態をいいます。

したがって、脂質異常症は「高コレステロール血症」と「高脂血症」さらにはHDLコレステロールが少なすぎる状態の総称ということになります。いずれにしろ動脈硬化の原因となり、心筋梗塞や脳梗塞などの重篤な病気を引き起こします。

ここで、脂質について整理しておきましょう。皆さんが健康診断を受けた際、脂質については表5－1の検査値が診断表に掲載されているはずです。

脂質の約9割は中性脂肪です。中性脂肪は主に脂肪細胞に蓄えられて、体を動かすためのエネルギー源として使われます。つまり、私たちが太る原因は中性脂肪ということです。残りの約1割がコレステロールということになりますが、コレステロールは細胞膜、

【表5-1】 脂質異常症診断基準(空腹時採血)[mg/dL]

中性脂肪(トリグリセライド)	150以上	高トリグリセライド血症
LDLコレステロール	140以上	高LDLコレステロール血症
	120〜139	境界域高LDLコレステロール血症
HDLコレステロール	40未満	低HDLコレステロール血症

ホルモン、胆汁酸などの原料として使われ、生きていくのに非常に重要な物質です。

コレステロールを大きく分けると、LDLコレステロールとHDLコレステロールのふたつになります。となると次に、「LDLとHDLの違いは何なのか?」ということが気になってくると思います。これを説明するためには、コレステロールの役割を考えることから始める必要があります。

コレステロールは細胞やホルモンの原料になるわけですが、原料は体中に運ばれる必要があります。つまり、血管というハイウェイにのって血液と一緒に運ばれていくわけです。ところが、脂質というのは油ですから水となじみません。そのままでは血液に入り込めませんから、リポタンパクというパッケージ(油とタンパク質の複合体で水になじみやすい状態)にして血流に同乗させる必要があります。これは脂質とタンパク質で構成されていますが、その大きさや比重の違いがLDL(low density lipoprotein:低密度リポタンパク質)とHDL(high density lipoprotein:高密度リポタンパク質)の違いになり

【表5-2】 悪玉コレステロールと善玉コレストロールの違い

	密度	大きさ	役割
LDLコレステロール（悪玉）	低密度(脂質が多くタンパク質が少ない)	大きい(HDLの約2倍)	肝臓でできたコレステロールを体中の細胞に運ぶ
HDLコレステロール（善玉）	高密度(脂質が少なくタンパク質が多い	小さい	体中の細胞で余ったコレステロールを肝臓に回収する

ます（表5－2）。

動脈硬化は命にかかわる生活習慣病につながる

ＬＤＬコレステロールとＨＤＬコレステロールの機能的な違いを一言でいえば、「運搬業」と「回収業」の違いといえるでしょう。ＬＤＬはコレステロールを体中の各細胞に運び、ＨＤＬはそれぞれの細胞で余ったコレステロールを回収します。ＬＤＬコレステロールとＨＤＬコレステロールのバランスがとれていれば特に問題はありません。しかし、そのバランスが崩れると問題が起こります。

血液中のＬＤＬコレステロールが多すぎると、動脈内にプラークと呼ばれる瘤《こぶ》のようなものができます。なぜプラークができるのか？ここで簡単に説明しておきましょう。

動脈は様々な形で枝分かれしており、血管が曲がったり分岐した箇所では異常な血流（逆流や旋回流）が生じやすく、血管内皮細胞が傷つき炎症を起こします。炎症部位では内皮細胞間に隙間ができ、血液中の過剰なＬＤＬコレステロールがこの隙間から内膜の内側に入り込んで酸化され、体に不要な酸化ＬＤＬができます。

酸化ＬＤＬは毒性を持つため、体から除去されるべき異物とみなされ、そこに免疫細胞のマクロファージが侵入して酸化ＬＤＬをどんどん貪食します。そして酸化ＬＤＬを食べ過ぎたマクロファージは、やがて死んでしまいます。この反応が繰り返されることによって、血管の内膜にはＬＤＬコレステロールや中性脂肪を大量に含んだマクロファージの死骸が溜まって固まりになっていきます。これがプラークです。

プラークはお粥のように柔らかいので粥状硬化巣《じゅくじょうこうかそう》（アテローム）と呼ばれ、急激な血圧上昇や血流変化で破れることがあります。プラーク内の細胞には血液凝固反応の開始因子（組織因子）がたくさん含まれているので、プラークの破綻個所では急激に血液凝固が起きて凝固血栓ができ、心筋梗塞や脳梗塞が起きます。

また、プラークの形成と並行して内膜下組織では平滑筋細胞や線維芽細胞が増殖して組織の線維化と硬化が進展します。この状態がいわゆる動脈硬化です。動脈硬化が進むと血管が狭くなるため、血液がスムーズに流れなくなり血圧が上昇し、また、細くなった血管内では血流速度が著しく増加してずり応力（血流が血管壁や血液タンパク質に及ぼす力）が増し、血小板凝集が亢進されて狭心症の原因となる血小板血栓ができるなど、様々な重

【表5-3】　重篤な生活習慣病関連疾患

狭心症	心臓を動かす心筋細胞に酸素を供給する冠状動脈が動脈硬化で狭くなると、一過性に血栓ができて血流が滞ったり、冠状動脈が一時的にれん縮(けいれん)を起こして血流が滞ったときに心筋細胞への酸素供給量が低下します。このとき、心筋細胞では酸素不足になりエネルギー産生能が低下して、代謝産物の乳酸やピルビン酸の蓄積や、ブラジキニンの産生が起き、これらが心筋の知覚神経を刺激して胸痛などを起こす病気です。心筋細胞は死んでいないため、安静やニトログリセリンの舌下投与で治まることがあります。 狭心症がたびたび起きるようになると、心筋梗塞が起きる可能性が大きくなります。
心筋梗塞	冠状動脈内の動脈硬化部位のプラークが破綻すると、血管内に大きな血栓ができやすくなります。血栓によって冠状動脈が高度に閉塞することにより心筋への血液供給が途絶え、血管支配下の心筋細胞が壊死する病気です。 狭心症から進行する場合と、不整脈が悪化して発作的に起きる場合があります。壊死した心筋細胞領域が大きい程、病状は重篤になります。激しい胸痛と共に冷感、悪心、嘔吐、呼吸困難などを起こし、安静にしても治まらず、ニトログリセリンの投与も無効です。急性心筋梗塞は、突然死につながる非常に怖い病気です。
脳梗塞	心筋梗塞は冠状動脈における血栓の形成により、心筋細胞への血流不足が起きることが原因ですが、これと同じことが脳動脈で起きると脳梗塞となります。脳神経細胞が壊死して突然死や意識不明となり、生き残った場合も寝たきり病態をきたします。なお、狭心症と同様なことが脳動脈で起きると一過性脳虚血発作と呼ばれる病態を起こします。この場合、脳神経細胞は死んでいないので、再発予防に抗血小板薬などを用います。 心筋梗塞と脳梗塞は、毎年日本人の死因上位にランクされています。その原因は、肥満や糖尿病、高コレステロール血症などによる血管の炎症と動脈硬化によるものですが、多くは日常的な高カロリー食や運動不足などの生活習慣によって起きると考えられています。

篤な生活習慣病関連疾患（表5－3）の発症につながります。

ラムナン硫酸は悪玉コレステロールを減らす

脂質異常症を防ぐポイントは、ＬＤＬコレステロール（悪玉）を減らし、ＨＤＬコレステロール（善玉）を増やすことです。ラムナン研究所では、ラムナン硫酸が血液中の脂質にどのような影響を与えるかを次の方法で調べました。[※2]

〈対象被験者〉

●肝障害または腎障害の疑いがなく、脂質系への影響が疑われる薬物およびサプリメントを服用していない男性60名の採血を行う（ラムナン硫酸投与1週間前）。

●60名のうち、血中コレステロール値が高めの人16名を選出。

〈検討方法〉

●ラムナン硫酸を6週間、毎朝食後30分以内に3グラム摂取。

●採血は、摂取開始日、摂取開始後2、4、6週目に行う。

●対象被験者の血液中の脂質測定を行う。

〈結果〉

【グラフ5-1】　総コレステロールに対するラムナン硫酸の効果

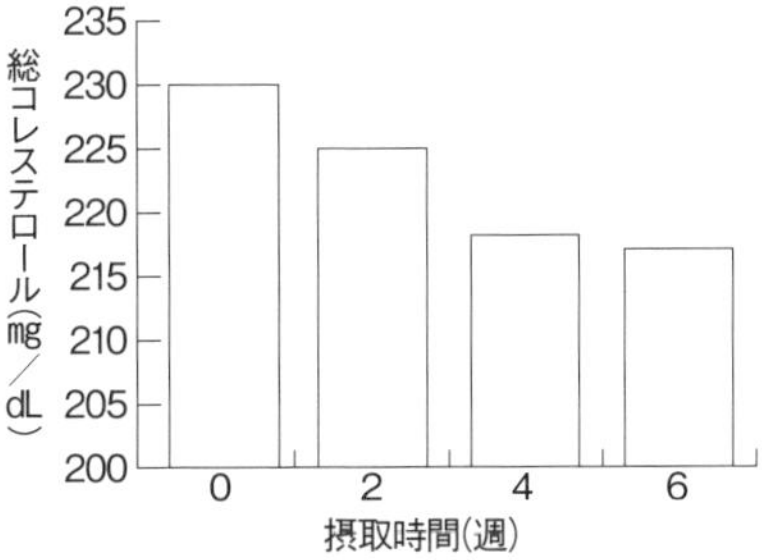

【グラフ5-2】　LDLコレステロールに対するラムナン硫酸の効果

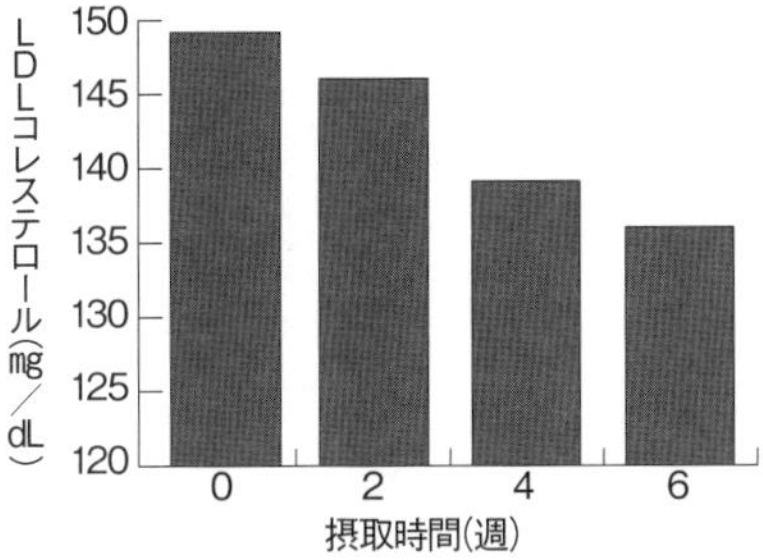

【グラフ5-3】　HDLコレステロールに対するラムナン硫酸の効果

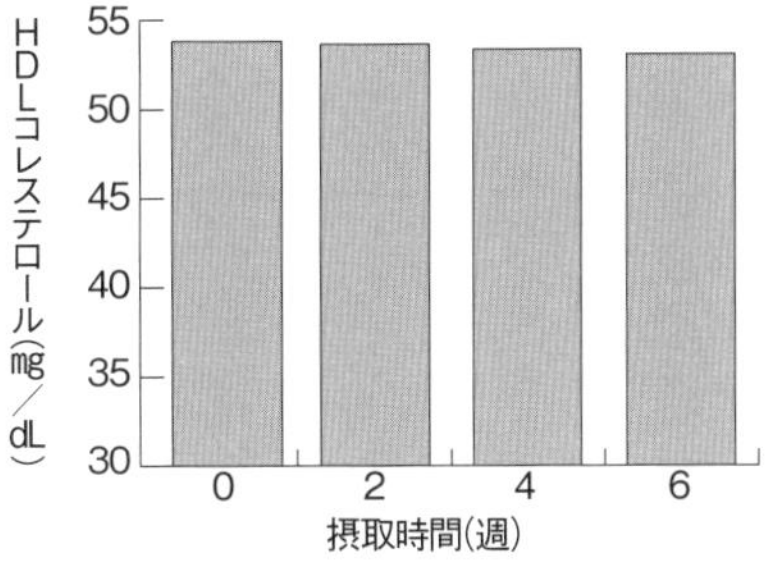

実験結果はグラフをみれば一目瞭然ですが、総コレステロール値とLDLコレステロール（悪玉）値がラムナン硫酸の投与によって下がりました（グラフ5－1、5－2）。HDLコレステロール（善玉）値には変化はみられませんでしたグラフ5－3）。ちなみに

総コレステロールとは、ＬＤＬやＨＤＬをひっくるめたすべてのコレステロール値です。

この結果からラムナン硫酸には、**動脈硬化の原因となるＬＤＬコレステロール値を選択的に下げ、悪玉コレステロールと善玉コレステロールのバランスを改善する働きがあること**がわかりました。

※2　西川政勝、他、正常高値および軽症高コレステロール血症者における食用海藻ヒトエグサ抽出硫酸多糖類の血中コレステロールにおよぼす影響．新薬と臨床、Vol.55 NO.11 2006 p.95-102.

高カロリー食が肝臓に脂肪を蓄積する

肥満に関連したラムナン研究所の報告をもうひとつ紹介しておきましょう。コレステロールの7～8割は体内で合成されますが、その合成を行っている臓器が肝臓です。肝臓でつくられたＬＤＬコレステロールは全身をめぐり、様々な臓器の細胞にコレステロールを供給します。一方、全身の臓器の細胞で不要になったコレステロールはＨＤＬコレステロールによって回収され肝臓に戻ります。また、動脈壁に溜ったコレステロールも、ＨＤＬコレステロールに回収されて肝臓に戻ってきます。このように肝臓には常に脂肪がなだれ込み、いつもその処理に追われている状態です。

肝臓はいつもこのような状態なので、脂肪分を摂取しすぎると対応が追いつかずに蓄積してしまいます。肝臓に脂肪が沈着した状態を脂肪肝といいますが、脂肪肝はアルコールの過剰摂取だけでなく肥満も大きく関係していることがわかってきました。ＢＭＩ値が25を超える肥満では、脂肪肝を伴っている確率が非常に多くなっています。

また、内臓脂肪の蓄積も脂肪肝と密接な関係があります。脂肪肝により肝臓の障害が進むと、肝硬変や肝がんのリスクが著しく高まることが報告されています。

ラムナン硫酸は脂肪肝を防ぐ

ラムナン研究所では、ラムナン硫酸が肝臓への脂肪沈着にどのような影響をもたらすかを調べました。肥満抑制の効果を調べた際にゼブラフィッシュを使いましたが、今回も同様の実験を行っています。[※1]

〈検討方法〉
(1)２週間「高カロリー飼料」をゼブラフィッシュに与えて肥満化した後、次のふたつのグループにわけて飼料の内容を変える。
グループ1：ひき続き「高カロリー飼料」をゼブラフィッシュに与える。
グループ2：「高カロリー飼料＋ラムナン硫酸」をゼブラフィッシュに与える。
(2)グループ分け後、6週間後に各グループのゼブラフィッシュの肝臓を取り出し、オイルレッド染色により肝臓脂肪沈着量を調べる。

〈結果〉

【写真5-1】 肝臓脂肪沈着に対するラムナン硫酸の効果

通常食ゼブラフィッシュ

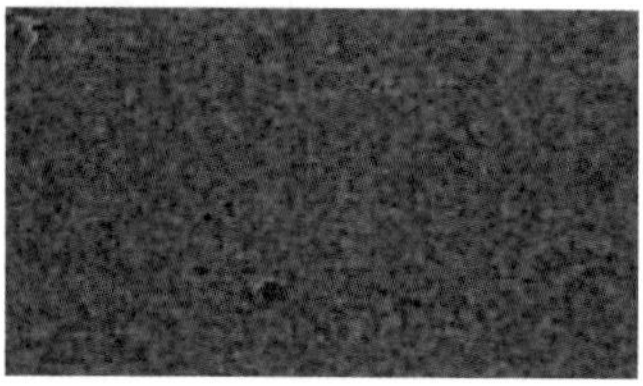

肥満食ゼブラフィッシュ

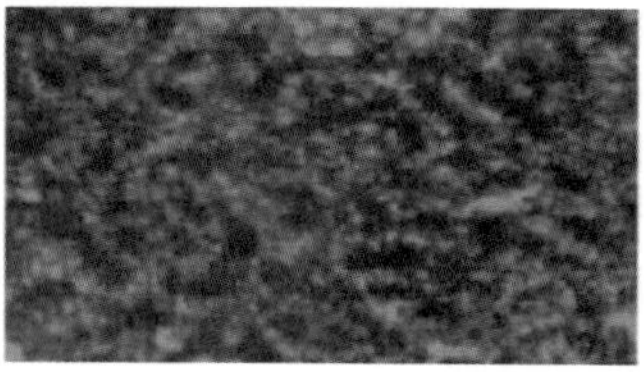

肥満食＋ラムナン硫酸ゼブラフィッシュ

※1より引用

オイルレッド染色を行った肝臓は、脂肪部分が赤色に染色されます。まず、肥満でない通常食のゼブラフィッシュの肝臓が１０６ページ写真５－１の画像です。こちらは赤い部分がほぼない健康な肝臓です。中央は、グループ１の「高カロリー飼料」ゼブラフィッシュの肝臓です。全体的に赤く染まり、脂肪が沈着していることが確認できます。下の画像は、グループ２の「高カロリー飼料＋ラムナン硫酸」ゼブラフィッシュの肝臓です。もともと肥満化したゼブラフィッシュなので、通常食のゼブラフィッシュよりはやや赤みがありますが、高カロリー飼料を与え続けたゼブラフィッシュと比べると、明らかに脂肪が少ない（赤く染色されていない）ことがわかります。

この実験結果から、**ラムナン硫酸は肥満に伴う肝脂肪沈着を確実に抑制している**ことがわかります。さらに、本章で紹介した他のふたつの実験と合わせて考えれば、**「脂肪蓄積の抑制」、「ＬＤＬコレステロールの抑制」によって肥満防止の効果は大きい**と考えられるでしょう。

ラムナン硫酸は血糖値上昇抑制作用を示す

ラムナン研究所の研究成果ではありませんが、ヒトエグサ・ラムナン硫酸には血糖値上

昇を抑える作用のあることが報告されています。[※3]

三重大学生物資源学部の天野さんらは、三重県産ヒトエグサの粉末（約65％がラムナン硫酸）をラットに経口投与し、グルコース負荷試験を行いました。その結果、ラットにグルコースとヒトエグサ粉末を同時に経口投与した群ではヒトエグサ粉末非摂食群に比べて30分後の血糖値が統計学上有意（$p<0.01$）に34％抑制されたと報告しています。

また、ヒトを対象とする臨床試験も行っています。ヒト試験では15名の健康な男性被験者に対して、１５０gの白米だけを摂食した場合と、同量の白米にヒトエグサ粉末（０・５ g、ラムナン硫酸量で60㎎に相当）を同時に摂食した場合とを比較しました。その結果、食事後30分の血糖値の上昇はヒトエグサ粉末を摂食した場合には、統計上有意（$p<0.05$）に18％低下していること示しました。この結果から、天野さんらはラムナン硫酸には食後の血糖値上昇を抑制する効果があると考察しています。

糖尿病は血管や神経が機能不全に陥り、最後には腎機能障害、失明、神経症害などを起こす大変厄介な病気です。体質的なインスリン不足、糖質や脂肪の摂りすぎと蓄積した内臓脂肪で産生された様々な分子の関与によるインスリン耐性、血中の糖化物質や活性酸素の増加による血管の傷害と神経障害など様々な原因が考えられています。糖尿病患者は、脳梗塞や心筋梗塞、悪性腫瘍、さらには認知症になる確率が健康な人の６～７倍も高いことが知られています。いずれにしても先ずは血糖値を上げないことが大事です。**ラムナン硫酸を食事と一緒に摂ることにより血糖値の上昇を抑制できれば、糖尿病の発症を抑制することもできると期待されます。**

※3　上村佑也、他。緑藻ヒトエグサの血糖値上昇抑制作用。日本食品科学工学会誌。2010;57(10):441-5.
doi: 10.3136/nskkk.57.441.

Chapter 6

血栓症は命にかかわる病気

【表6-1】 病的血栓の違いにより分類した主な血栓塞栓症

動脈血栓	心筋梗塞、脳血栓塞栓症（脳梗塞）、閉塞性動脈硬化症（による血栓症）、上腸間膜動脈血栓症など
静脈血栓	肺血栓塞栓症（エコノミークラス症候群）、下肢深部静脈血栓症、心原性脳塞栓症など
微小循環血栓	播種性血管内凝固症候群（DIC）、血栓性微小血管障害症など

血栓症は命にかかわる病気

ケガをして出血したときに傷口にできる血栓（血の固まりで凝血塊といいます）は、出血を止めるのに必要であり、これは生理的な**止血血栓**とよばれています。もともと健康な人の血管の中では血栓はできないようになっています。しかし様々な生活習慣病や遺伝子異常を原因として発症する心筋梗塞や脳梗塞、肺血栓塞栓症でみられる血栓は、何らかの病気が原因で生じるものであり、**病的血栓**とよばれています。

血栓症とは、血管の中に病的血栓ができて血管が塞がれ、血液の流れが止まってしまう病気の総称です。病的血栓の種類は大きく3つに分類されます。

表6－1に病的血栓の種類の違いにより分類した主な血栓塞栓症を示します。血栓が動脈にできたか静脈にできたか臓器内の微小循環系（細血管や毛細血管）にできたかで分けたものです。分けた理由は血栓ができるメカニズムが動脈と静脈と微小血管で違うためで

【図6-1】　全身の血管と血液循環の概略図

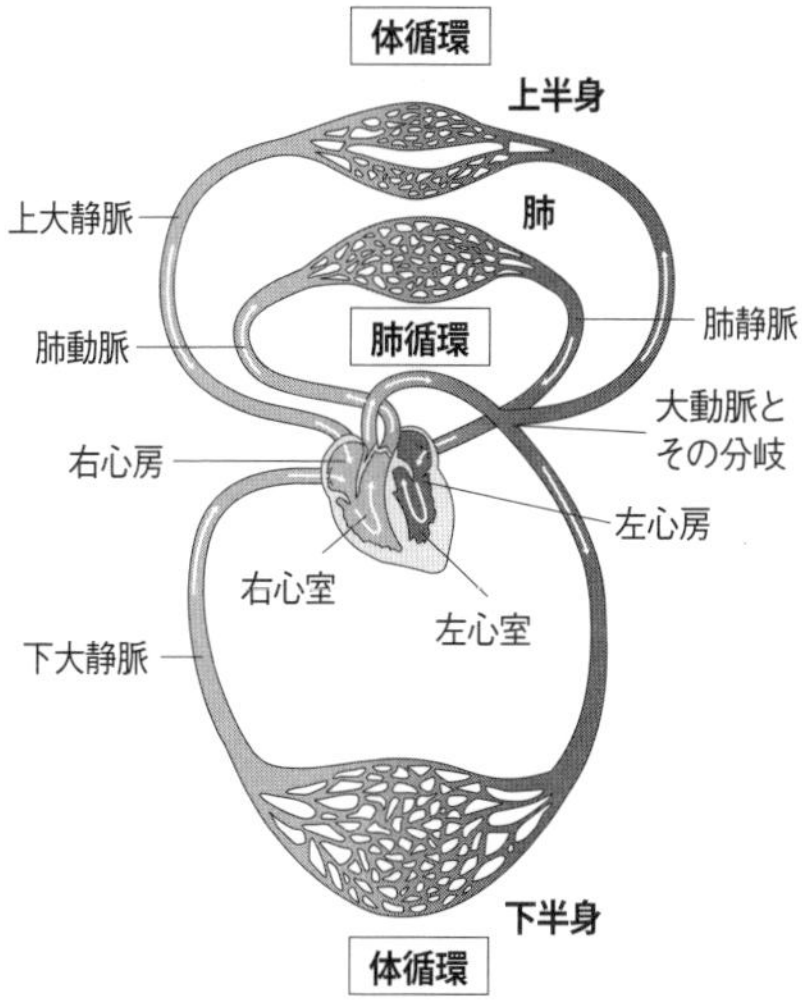

図に向かって右半分は酸素濃度が高い動脈、左半分は酸素濃度が低い静脈。体循環には上半身体循環と下半身体循環がある。肺循環は血液に酸素を取り込み炭酸ガスを排出する循環系で、心臓から肺に向かう血管を肺動脈、肺から心臓に戻る血管を肺静脈と呼ぶ。体循環に含まれる臓器や手足には微小循環系と呼ばれる細血管や毛細血管が無数に存在する。

出典　解剖学のつまみ喰い「血液と血管について」から引用
(https://ameblo.jp/lymphcare7shalom/entry-12346786985.html)

す。このメカニズムを理解するには、動脈（artery）と静脈（vein）と毛細血管（capillary）の違いを知る必要があります。

図６−１に血管の概略図を示します。**体循環**といわれる血液の流れは、心臓（左心室）から送られる酸素の多い血液（赤色の動脈血）は動脈を通り上半身の臓器（脳、頭頸部、上肢）や下半身の臓器（肝、腎、生殖器、下肢など）内の毛細血管において組織の細胞に酸素と栄養素を供給し、代わりに不要な二酸化炭素と代謝産物を受け取り、酸素の少なくなった血液（青色の静脈血）は静脈を通り心臓（右心房）に戻っ

てくる流れです。

一方、**肺循環**といわれる血液の流れは、酸素が少なく二酸化炭素の多い血液が、心臓（右心室）からは肺動脈を通って肺に行き、肺の毛細血管と肺胞のやり取りのなかで二酸化炭素を捨ててたくさんの酸素を得たのちに肺静脈を通って心臓（左心房）へ戻ってくる流れです。肺血栓塞栓症は、身体のどこかの静脈内でできた血栓が肺動脈につまることで起きます。

微小循環血栓は多臓器不全を起こす

ここで微小循環血栓について紹介します。微小循環系とは血液が臓器の入口にある細動脈から毛細血管を通過して出口近くの細静脈まで流れる血管系のことです。

図6－2に血管の種類とその大まかな構造を示します。動脈は心臓からの高い圧力で出された血液を臓器に運ぶ役割があるため、内膜（内皮細胞とその外側の薄い細胞外マトリックスからなる基底膜）の外側には圧力に耐えられる厚い中膜と外膜があります。

一方、静脈は血管にかかる血圧は高くないので、内膜の外側は薄い中膜と外膜からできています。これに対して毛細血管は組織の細胞との間で酸素と二酸化炭素を交換しなければ

【図6-2】 血管の構造

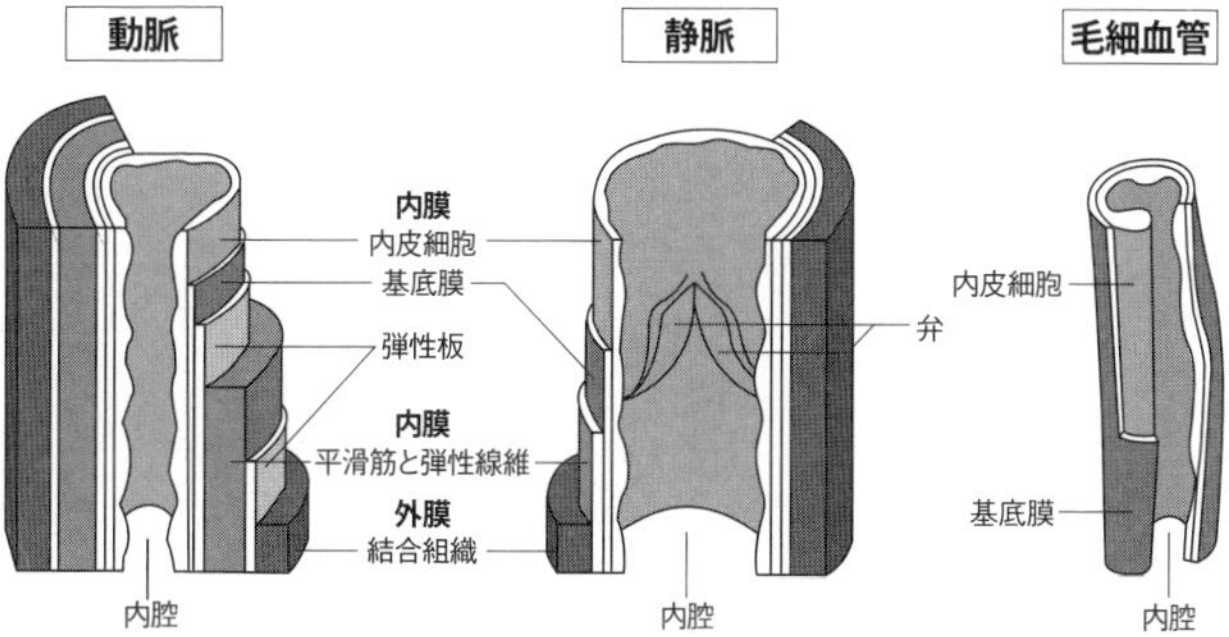

血管の構造：動脈は内膜（内皮細胞と薄い基底膜）、厚い中膜と外膜から構成され、静脈は内膜、薄い中膜と外膜から成り、内腔に血液の逆流を防ぐ弁がある。毛細血管は内皮細胞とごく薄い基底膜からできている。

出典：武村啓住：循環器系（解剖）教科書（http://kifs-nanao.ac.jp/wordpress/wp-content/uploads/5b3ec089cf075e332c754f255c05345e.pdf）

ばならないので内皮細胞とごく薄い基底膜からできています。微小循環系の血管の太さは4～50μmで、毛細血管は4～10μmほどで、赤血球がすり抜けられる程度の細さです。毛細血管の壁の厚さは0・5μmほどと薄く、この血管壁を通過して組織の細胞との間で酸素や二酸化炭素、栄養素、代謝産物などのやり取りを行っています。

毛細血管の総延長は10万km以上で身体全体の血管の90%以上を占め、その内面の総面積はテニスコート6面分ともいわれています。人の血液量は体重の約13分の1ですので、体重60kgの人なら約4・6リットルになり、この量の血液が日々、テニスコート6面分の毛細血管の内側の

【画像6-1】 血管内皮細胞上のグリコカリックス（glycocalyx）

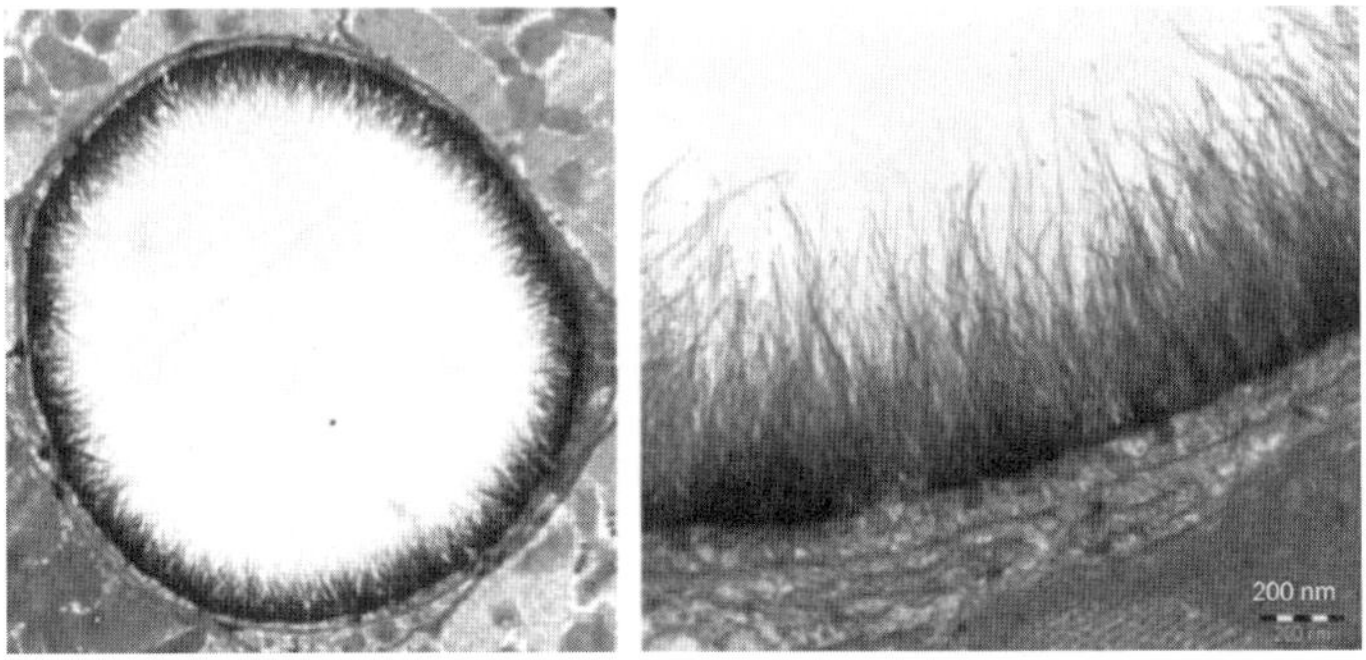

血管内皮細胞上のグリコカリックス（glycocalyx）。左図は細静脈の断面図。右図はその拡大図。グリコカリックスはヘパラン硫酸、コンドロイチン硫酸などが結合した糖タンパク質、ヒアルロン酸などからできており、血管内皮の抗血栓性の維持、細菌やウイルスから血管内皮を保護する役割を果している。

出典：Meuwese, M.C. (2008). The endothelial glycocalyx: a potential barrier between health and vascular disease. PhD thesis in University of Amsterdam. (https://pure.uva.nl/ws/files/1618714/57084_07.pdf)

内皮細胞に接していることを考えると、血液は内皮細胞の影響を大きく受けていることが想像できます。

最近の電子顕微鏡による観察で、血管の内腔面全体は、高さ150～400nmの硫酸化糖鎖が結合したタンパク質（グリコカリックス）によって藪草の如く覆われていることがわかってきました（画像6－1）。そしてこのグリコカリックスは細菌やウイルスの内皮細胞への侵入を阻止し、また、内皮細胞上で血栓ができないようにする（抗血栓性機能を保っている）役目を果たしていることがわかってきました。

ふつう外科手術の際には鉗子や結

紮糸などで血管を締めて血流を止めますが、手術後に血管を開放すると急激な血流により血管内皮が傷害され、血管内に血栓ができることが知られています。また、糖尿病や動脈硬化で血管の内面に炎症が生じると、内腔表面のグリコカリックスは消失し、細菌やウイルスが内皮細胞に感染して内皮細胞の抗血栓性機能が低下し血栓ができやすくなることが分かってきました。毛細血管が血栓でつまると血液と臓器の細胞との間で物質交換ができなくなり、臓器は機能不全に陥ります。微小循環血栓はまさに臓器の命取りになる血栓です。

微小循環血栓とウイルス感染症の関係

微小循環血栓ができる代表的な疾患は、播種性血管内凝固症候群（DIC：disseminated intravascular coagulation）とよばれる病態です。ＤＩＣは、重度の感染症である敗血症や悪性腫瘍（癌）、白血病、妊婦に起きる早期胎盤剥離、広範囲のやけど、交通事故などを原因として起きる病態で、全身の微小血管内で凝固反応が異常に亢進して血栓が大量にでき、それに伴い血栓（フィブリン線維）を溶かす反応（線溶反応）も亢進して出血症状も表れるなど、多くの臓器に障害がでる多臓器不全を起こす非常に怖い病気です。

通常の細菌やウイルス感染で起きる肺炎では、悪化すると広範な肺胞で炎症が起き、肺胞内に白血球浸出液が溜まるために十分に酸素吸入ができなくなり呼吸困難に陥るわけですが、**新型コロナウイルス感染症（COVID-19）では肺胞の炎症だけでなく肺胞周囲の間質や微小血管内にも炎症が拡大し、血管内に凝固血栓が形成されて肺機能不全、さらに全身の血管内における血栓形成によりＤＩＣ様症状を起こすと考えられています。**

実際にCOVID-19患者とインフルエンザ患者の死亡例の肺の病理解剖所見を比較した最近の論文[※1]によると、COVID-19患者では重度の肺細胞膜の破壊を伴う血管内皮の傷害がみられ、肺胞周囲の毛細血管内にできた微小血栓の量はインフルエンザ患者に比べて9倍も多くみられ、また肺胞の上皮細胞と毛細血管内皮細胞にコロナウイルスレセプターのＡＣＥ2の発現量も増えており、さらに肺の組織に発現していた炎症に関連する遺伝子の種類はインフルエンザ患者では2個でしたが、COVID-19患者では79個もあったと報告されています。**COVID-19患者の重症例では肺と周囲の血管に著しい炎症反応が起きていることが想像されます。**

※1　Ackermann M, et al. Pulmonary vascular endothelialitis, thrombosis, and angiogenesis in Covid-19. N Engl J Med. 2020; 383: 120-128.

血栓ができるメカニズム―血栓は主に3つの要因でできる―

今から150年以上も前にドイツ・ベルリン大学の病理学者、ルドルフ・フィルヒョウ（Rudolf Virchow）は、血管内で血栓（凝血塊）ができる原因を研究し、血栓の形成には、血流の異常（異常に速くなったり、遅くなったりすること）、血管内皮の障害、血液成分（血小板、凝固因子など）の変化という3つの要因があると提唱し、これはフィルヒョウの3要因（Virchow' s triard）とよばれており、現在もこの3つの要因が重要と考えられています。

この血栓ですが、動脈でできる血栓と静脈でできる血栓は少し違っています。簡単にいうと動脈にできる血栓は主に血小板が集まって（凝集《ぎょうしゅう》して）できた血栓であり、白色血栓ともよばれています。これに対して静脈でできる血栓は多くの凝固因子が活性化されてできたフィブリンとよばれる線維性タンパク質の網目構造に赤血球や血小板、白血球などが取り込まれた凝固血栓であり、赤血球が多く含まれているので赤色血栓ともよばれています。

以下に、血栓ができる主なメカニズムである血栓形成の3要因について説明します。

(1) 血流の異常とは？

先ず〝血流の異常〟ですが、血流は動脈血栓の形成にも静脈血栓の形成にも大きな影響を与えます。静脈血栓のことはあとで述べますので、ここでは異常な血流が起こす動脈硬化とそれによる動脈血栓について述べます。動脈硬化が起きるメカニズムについては、Chapter5の〝**動脈硬化は命にかかわる生活習慣病につながる**〟のところでも述べましたが、動脈硬化で膨らんだ組織（動脈硬化巣：プラークとよぶ）は、動脈の血管が曲がったり分岐したところに生じやすいことが知られています。こういう場所では異常な血流（逆流や旋回流）が生じて、血流が血管内皮を強くこすり歪ませる力（これを〝ずり応力〟といいます）となり、内皮細胞を傷つけて炎症を起こします。その結果、炎症部位は動脈硬化に進展しやすくなります。

また、動脈硬化巣の形成によって血管内腔が狭くなったところでは異常に速い血流が生じ、この血流が起こす〝ずり応力〟は血小板を活性化して血小板血栓をつくるだけでなく、内皮細胞における遺伝子の発現にも影響を与え、動脈硬化や血栓形成に大きな影響を与えます。

例えば、血圧の上昇に関わるアンジオテンシ変換酵素（ACE）は〝ずり応力〟があると遺伝子の発現量が減少して血圧は低下します。適度な運動が血圧を下げる効果があることが理解できます。逆に血液凝固反応を抑制するトロンボモジュリンは〝ずり応力〟があると遺伝子の発現量が上昇して凝固反応はより抑制されます。このことからも、適度な運動が凝固血栓の抑制につながることが分かります。

(2) 血管内皮の障害とは?

次に〝血管内皮の障害〟ですが、動脈でも静脈でもその内壁にある内皮細胞は細菌やウイルスの感染、高血糖患者の血中に存在する糖化物質、タバコ成分、精神的ストレスなどで傷ついて炎症を起こします。

炎症によって内皮細胞が本来持つ抗血栓性機能が障害されるとそこでは凝固開始因子(組織因子)や血栓溶解(線溶)阻害因子など血栓形成を促進する様々な因子が産生されて、血栓ができやすくなります。前にも述べましたが、血管内皮細胞の障害はそこに接する血液の流動性を著しく低下させて血栓ができ、その結果、毛細血管が多い臓器の細胞機能に大きな障害を与えます。

(3) 血液成分の変化とは?

最後に〝血液成分の変化〟についてです。ふつう健康な人の血液中には一定量の血小板が存在し、傷口ですみやかに止血血栓をつくります。しかし、血小板の数が少ないか機能が低下した人では血管から出血しやすくなり、皮下に出血斑がでる紫斑病と呼ばれる病態を生じます。逆に血小板の数の多い人や血小板が活性化されやすい人では血管内に血栓ができて狭心症や一過性の脳虚血発作などを起こしやすくなります。

また、血液中には血液凝固因子と凝固阻害因子、線溶因子と線溶阻害因子などの凝固反応や線溶反応を調節する多くの因子が量的にバランスよく存在しています。しかし、これらの因子の先天性（遺伝子）異常症や生活習慣病を持つ患者、自己免疫疾患の患者などでは、因子の量的あるいは機能的（質的）バランスが崩れており、血栓ができやすくなったり、逆に出血しやすくなったりします。例えば凝固阻害因子であるアンチトロンビン（AT：antithrombin）やプロテインC（protein C）が欠乏している患者は静脈血栓症を起こしやすいことが知られています。また、凝固因子の第Ⅷ因子あるいは第Ⅸ因子の欠乏症は血友病の名でよく知られており、患者は重度の出血症を起こします。

動脈血栓は血小板の活性化でできる

動脈血栓は、主に血小板が凝集して動脈を塞いでしまう血栓です。動脈は基本的に心臓から強い圧力で押し出された血液を全身の臓器まで運ぶ血管なので血管壁も厚く出来ており、そこを流れる血流は非常に速いものです。

速い血流は血管内壁（内皮細胞）や血液成分（血小板などの細胞や高分子タンパク質など）に大きな〝ずり応力〟を与えます。特に、動脈硬化巣（プラーク）によって血管内腔が狭くなったところでは、血流速度は著しく高まり、大きなずり応力が生じます。こうしたずり応力の高いところでは血液中の高分子タンパク質のフォン・ヴィレブランド因子（VWF：von Willebrand factor）は分子の形が変わって活性化されます。活性化されたVWFは血小板に結合して血小板を活性化し、またVWFは血小板と血小板をつなぎ合わせる性質があるため、多くの血小板同士を連結させて血小板凝集塊（血小板血栓）をつくります。したがって、動脈血栓症は血小板血栓ができることで起きる病気ということになります。

脳の動脈が血栓でつまれば脳梗塞となります。脳梗塞には2種類あって、「血栓」によるものと「塞栓」によるものがあるので正しくは脳血栓塞栓症といいます。脳血栓症は、脳で生じた血栓がそのまま血管を塞いでしまう病気ですが、心臓のトラブル（心房細動や弁膜症）で生じた血栓が流れてきて、脳の血管を塞いでしまった場合は脳塞栓症といいます。いずれにしろ、動脈硬化が進んで血管が狭くなったためにできた血栓がつまってしまうわけです。脳梗塞は死亡率が高く、高齢者の増加にともなって年々発症率も増加しています。早期の治療で助かったとしても、重篤な後遺症が残りやすく、その後の人生のQOL（生活の質）を著しく低下させてしまいます。

心筋梗塞の死亡率は30％以上

心筋梗塞についてはChapter5でもお話ししましたが、冠動脈の硬化が進んで内腔が狭くなった状態のところに血栓ができて血流が止まり、酸素不足で心筋細胞が壊死して、深刻な心不全や不整脈におちいる病態です。心筋細胞の壊死は血流が止まってから20分くらいで始まるので、胸痛が20分以上続けば心筋梗塞の可能性があります。血栓が太い血管にできれば壊死する組織の範囲も広くなります。一般に冠動脈が閉塞して組織の細胞が壊死するまでに6時間くらいかかるといわれているので、遅くとも6時間以内に血流を再開する必要があります。心筋梗塞を発症した場合の死亡率は30％以上と高く、最近は30～40代でも突然死するケースが増えています。

Chapter5で「心筋梗塞の前段階が狭心症である」と説明しましたが、狭心症で突然死することはありません。冠動脈が90％ほど塞がっても狭心症の症状（数分間の胸痛など）が出るだけです。これは、一時的につまった小さな血栓が血流で流されて消えたり、冠動脈のけいれんが治まったりするためで、心筋細胞自体には障害が残らないためです。

しかし、狭心症が頻繁に起きるような状態（不安定狭心症と呼ばれます）ではいつプラークが破綻して心筋梗塞が起こっても不思議ではありません。心筋梗塞は今まで血管が塞がっていなくても、何かの拍子で大きな血栓ができて血管が完全に塞がれたときに起こります。その場合には心筋細胞は酸素不足により壊死します。冠状動脈のどこに血栓が出来たかにより病態の程度は異なりますが、一度壊死した心筋細胞は元に戻りませんから、仮に命をとりとめてもその後のＱＯＬはやはり低下してしまいます。

静脈血栓は血液凝固によりできる

先に図６－２で示したように、静脈は動脈の場合と異なり、いったん臓器の毛細血管の中を巡ってきた血液を心臓に戻すための血管であるため、そこを流れる血流速度は遅く、血管内には静脈弁とよばれる血液の逆流を防ぐ装置がついています。

血栓形成の３要因のところで、血栓の形成には、血流の異常、血管内皮の障害、血液成分の変化が関係するといいました。

静脈での血流の異常とは、血液の流れが悪くなることです。例えば高齢になり下肢の静脈弁が劣化して十分に閉じなくなると血液は上方の心臓に向かって流れにくく、引力に従って逆流してしまいます。そうなると静脈弁の上側で血液は滞り凝固しやすくなります。

下肢のふくらはぎにある下腿三頭筋のひとつに「ヒラメ筋」と呼ばれる筋肉がありますが、歩くことによってこの筋肉内の血管が押しつぶされ、内部の血液が流れ出て上方に向かうため、筋ポンプ（第二の心臓）とも呼ばれています。入院で寝たきり状態になり運動ができないとヒラメ筋に溜まった血液は凝固しやすくなります。血液中には常に微量の活性化凝固因子のトロンビンが存在するため、うっ滞した血液の中では凝固因子やフィブリノーゲン（フィブリン前駆体）が徐々に活性化されてフィブリン血栓ができ、気がつくと下肢静脈に凝固血栓ができていて驚くことになります。これが深部静脈血栓症の主な原因であり、足のむくみや痛みを生じます。足がむくむだけなら命に別状はありませんが、ここでできた血栓が立ち上がって歩き始めたときに生じた血流で肺に運ばれると肺血栓塞栓症を起こします。

長時間の飛行機旅行者にしばしばみられるロングフライト血栓症も肺血栓塞栓症の一つです。肺塞栓による呼吸困難、胸痛、心停止による突然死などを起こします。運動不足や同じ姿勢の維持（座ったりしゃがんでいる時間が長い）、脱水などでも凝固血栓が生じやすいことを覚えておきましょう。また、老人に多い不整脈の一つである心房細動（心房が痙攣したように細かく震える状態）患者が高い頻度で脳梗塞を起こすことが知られていますが、これは左心房内に血液が滞留することでできた凝固血栓が脳に飛ぶことによって発症します。

静脈血栓ができる要因のひとつである「血液成分の変化」については、前に〝**血栓ができるメカニズム―血栓は主に3つの要因でできる―**〟のところで述べました。もうひとつの要因である「血管内皮の障害」についてはあとで述べることにします。

傷口で止血血栓ができる仕組み

先に、ケガをしたときに傷口にできるのが止血血栓で、感染症や生活習慣病などで血管内にできるのが病的血栓であると述べましたが、ここではまず傷口で止血血栓ができる仕組みについて簡単に述べます。

体中の血管を流れる血液には、赤血球、白血球（免疫細胞）、栄養素、ホルモンなど様々な血球や成分に加え、血小板と血液凝固因子が含まれています。なぜ傷口では血液を凝固させる（固める）ことが必要かといえば、ケガをしたときに出血を止めるためです。大ケガをして出血が止まらなければ命にかかわります。したがって、人類が生命体として生死に関連した防御機構を発達させてきたことは、とても理にかなったことです。

血液凝固に関係する因子は20種類以上もあり、これらが傷口の細胞由来の因子と巧妙に連携して止血し、傷ついた血管を修復します。簡単にその仕組みを説明しておきましょう。止血して血管を修復する工程は大きく2段階あります。

【第1段階】

血管が収縮し、破れた血管の傷口を小さくする。

↓

傷口に血小板が集まり凝集塊（血栓）をつくり、ふたをする。

【第2段階】

血小板血栓だけでは弱く不安定なので、その場所で血液凝固反応が起きてフィブリンという線維性タンパク質でスキマを埋める。

↓

フィブリン線維で補強する過程でさらに血小板や白血球、赤血球などがからまって、かさぶた（凝固血栓）ができる。

第1段階は応急処置で、第2段階で止血を完璧にしますが、このとき同時に傷ついた血管の修復も行います。凝固血栓で固めただけでは、血管の内側はまだ凸凹しており血液が流れにくく、さらに大きな凝血塊ができて血管を塞いでしまっては困ります。そこで、プラスミンという線維素溶解（線溶）酵素が働いて血管の内側を滑らかに仕上げます。ここで止血血栓は完成しますが、さらに血小板から分泌された血管内皮細胞増殖因子（VEGF）や平滑筋細胞を増殖する因子などによって傷口とその周囲の細胞が増殖して組織が元通りになると、これで傷の修復が完成です。

この血液凝固システムは止血には大事ですが、現代人の生活においては、この仕組みがかえって仇《あだ》になることも多々あります。どういうことかというと、私たちは「体内（血管内）で血液が凝固して病的血栓ができやすい生活習慣を身につけてしまいがち」だということです。

血管内では血液が固まらない仕組み

話を逆の観点「血管内の血液は、なぜ固まらないのか？」から考えてみましょう。血管内の血液が固まらない理由は大きくふたつあります。先ずひとつ目は、血液が流れ続けていること。血液が流れていれば、凝固反応は起こりにくくなります。「そんなの当たり前では？」と思った方も多いでしょう。前にも述べたように、飛行機の搭乗時間が長いと「ロングフライト血栓症」（エコノミークラス症候群ともいいます）を発症することはよく知られていますね。これは、長時間座り続けることで血流が滞って血栓ができ、その血栓が血管を塞いでしまう病気です。肺や脳の血管など場所が悪いと、急死することがあります。このように、運動不足だけでも血栓ができてしまうことがあります。血液は、私たちの想像以上に固まりやすいと考えた方がよいでしょう。

血管内の血液が固まらないもうひとつの理由は、血管内壁にある内皮細胞が、数多くの血液凝固を阻害する物質（化学物質や酵素）、血管の炎症を抑える抗炎症性サイトカインなどの抗血栓性分子をつくっているからです。

表6－2に血管内皮細胞でつくられる主な抗血栓性分子を示します。たとえば、一酸化窒素（NO）やプロスタサイクリン（PGI2）は血小板の活性化を抑制するとともに血管を柔らかくする物質です。ADP分解酵素は、血小板を活性化するADP（アデノシン二リン酸）を分解して血小板が凝集することを防いでいます。トロンボモジュリン（TM）は、血液凝固に最も重要な酵素であるトロンビンの機能を凝固阻害因子へと変換して

【表6-2】 正常な血管内皮細胞でつくられる主な抗血栓性分子

血小板機能阻害因子	一酸化窒素(NO)、プロスタサイクリン(PGI_2)、ADP分解酵素
血液凝固阻害因子	トロンボモジュリン(TM)、ヘパラン硫酸(ヘパリン様分子)
フィブリン溶解促進因子	組織プラスミノゲンアクチベータ(t-PA)
抗炎症性サイトカイン	インターロイキン (IL)-10、IL-4、NO

血液凝固を阻止し、血液の流れを維持するのに不可欠な分子です。

ＴＭ遺伝子が欠損した人やマウスは胎児期の血管ができる頃（＝血流が生じる頃）に死んでしまうので、この世に生存していません。私たちはこのＴＭの遺伝子組換えタンパク質を先に述べた微小循環血栓症である播種性血管内凝固症候群（ＤＩＣ）の治療薬として開発し、現在、臨床で広く用いられています。ヘパラン硫酸（ヘパリン様分子）はトロンビンの阻害因子であるアンチトロンビン（ＡＴ：肝臓でつくられる）の活性を数千倍も高める作用があり、凝固阻害薬として血栓症の治療に用いられています。

また、組織プラスミノゲンアクチベータ（ｔ－ＰＡ）はフィブリン血栓に結合しているプラスミノーゲンをプラスミンに変えて血栓を溶かす作用があります。実際に遺伝子組換えｔ－ＰＡは心筋梗塞や脳梗塞患者の血管内血栓を溶かす薬として用いられています。さらに、抗炎症性サイトカインは血管内皮の炎症を抑制し、血液凝固反応が起きないように働いています。

【表6-3】 炎症血管内皮細胞でつくられる主な血栓性分子

血小板活性化因子	フォン・ヴィレブランド因子(VWF)、血小板活性化因子(PAF)
血液凝固促進因子	組織因子(TF)、第V因子、第VIII因子
線溶阻害因子	プラスミノゲンアクチベータインヒビター-1(PAI-1)
白血球接着因子	E-セレクチン、インテグリンCD11b/CD18(Mac-1)
炎症性サイトカイン	腫瘍壊死因子(TNF-α)、エンドテリン-1(ET-1)

血管内皮の炎症が血栓形成を誘発する

先に述べた抗血栓性分子はいずれも健康な人の血管内皮細胞でつくられます。ところが、血管内に細菌やウイルスが侵入すると内皮細胞は傷つき炎症を起こします。また糖尿病や高コレステロール血症のような生活習慣病になると、血中に増えた糖化タンパク質や酸化したＬＤＬコレステロールが内皮細胞に炎症を起こします。

すると、内皮細胞における一酸化窒素（ＮＯ）の産生量は急激に低下し、またＮＯの血管内皮に対する抗血栓性作用が弱まります。すなわち血管内皮細胞に炎症が起きると、ＮＯだけでなく、表６－２に示す抗血栓性分子の産生量や作用は全て低下してしまいます。それだけでなく、炎症状態の血管内皮細胞では表６－３に示すような血栓の形成を促進する多数の分子が発現してきます。

中でも、血小板活性化因子のフォン・ヴィレブランド因子（ＶＷＦ）、血液凝固促進因子の組織因子（ＴＦ）、線溶阻害因子のプラスミノゲンアクチベータインヒビター－1（PAI－1）、局所の炎症を亢進する白血球の受容体である白血球接着分子のE－セレクチンやインテグリン、炎症性サイトカインの一つの腫瘍壊死因子（TNF－α）などは、傷口における止血血栓の主成分である血小板血栓や凝固血栓の形成と感染の阻止、その後の組織の修復に重要であることが分かっています。しかし、これらの因子が生活習慣病に見られる慢性的な血管の炎症によって生成される場合は動脈硬化を進展させて高血圧症を生じ、病的血栓ができやすい病態をつくってしまいます。

管内皮の炎症によって血栓性疾患が起きるメカニズム

これまでに述べたことをまとめるとつぎのようになります。

健康な血管内壁　↓　抗血栓因子：血液凝固が起こりにくく、血流がスムーズ
不健康な血管内壁　↓　血栓性因子：血液凝固が起こりやすく、血流が滞りやすい

図6－3に生活習慣病のリスク因子による血管内皮の炎症と血栓性疾患の発症との関係

【図6-3】　様々なリスク因子による血管内皮の炎症は血栓性疾患を誘引する

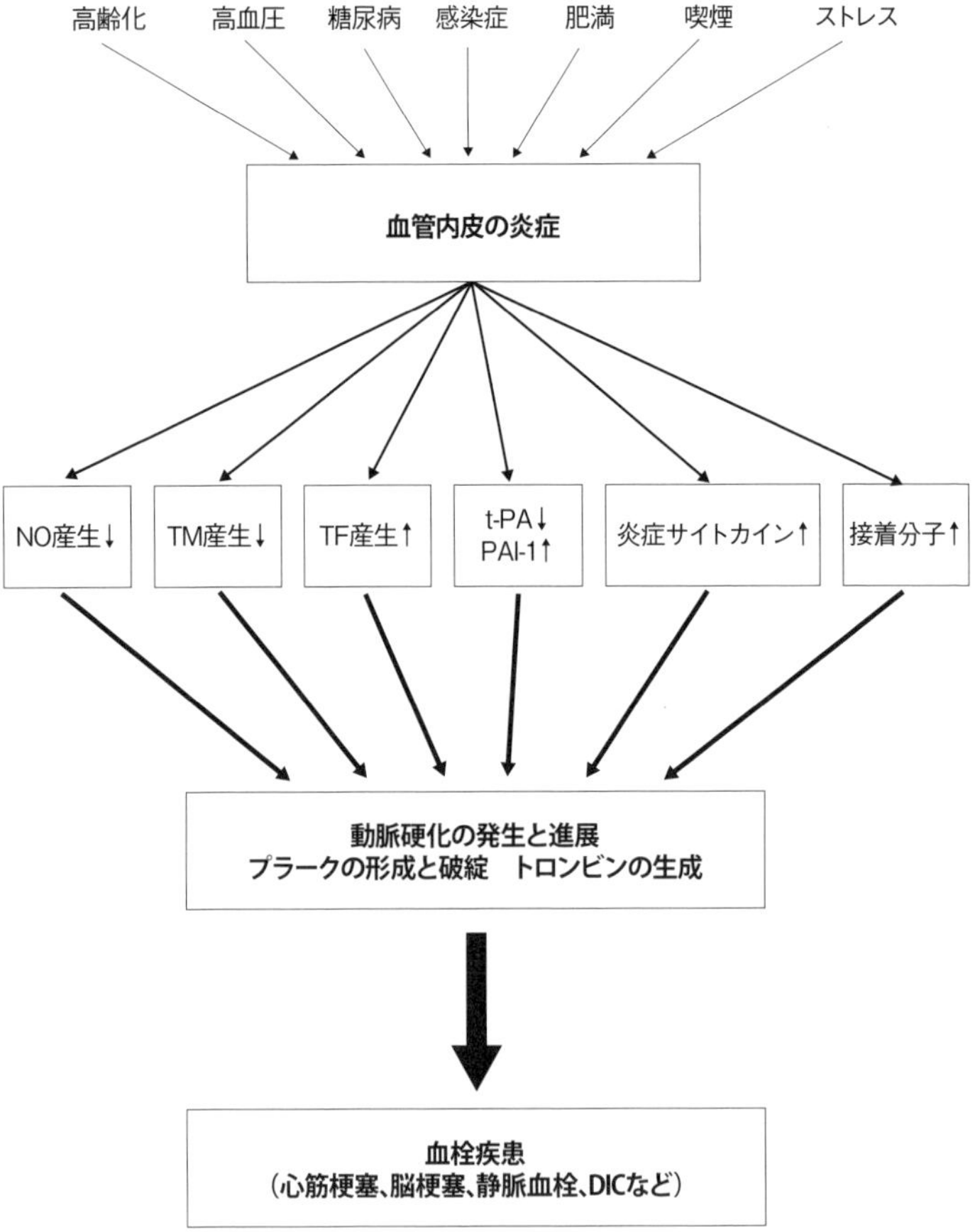

を示します。血管内皮細胞は、加齢、高血圧や糖尿病、肥満などの生活習慣病、ストレス、喫煙、細菌やウイルスの感染などによって傷つき炎症を起こします。すると、抗血栓性分子のNOやトロンボモジュリン（TM）、血栓の溶解（線溶）を促進する線溶活性化因子（t－PA）などの産生量が減少します。逆に血栓形成を促進する分子である、血液凝固を開始させる組織因子（TF）、線溶阻害因子（PAI－1）、内皮細胞に炎症を起こす炎症性サイトカイン、活性化白血球の結合を促す接着分子などの産生量が増えてきます。

こうした様々な因子が変化することによって動脈硬化の進展、プラークの形成と破綻、トロンビンの産生が起き、各種の血栓症疾患が誘引されます。つまり、内皮細胞に炎症が起きると、血管内の環境は抗血栓性から血栓形成へとがらりと変わってしまうわけです。

止血システムが現代人の身体を攻撃する？

細菌やウイルス感染症では、感染局所の血管内皮に炎症がおきてすみやかに血栓が形成され、この血栓が細菌やウイルスが体内に拡散しないように閉じ込める役割を果すと考えられています。こうした緊急時の生理的な炎症時に血管内皮細胞でつくられる血栓性分子は、私たちの進化の過程で獲得した生命を守るための止血システムに組み込まれた遺伝子産物であると考えられます。

しかし、現代のように高齢者が増え、運動不足を生む日常生活、肥満者や生活習慣病患者が増える食事などの生活環境になると、体内の環境は大きく変化して、血管内皮細胞は慢性的炎症状態になり、本来は身体を守るべき分子群が、血栓症や自己免疫性疾患のように、逆に体の内部から身体を攻撃してくる事態になってしまったのです。

Chapter 7

ラムナン硫酸は
血栓症を予防する

血栓症を防ぐことは健康寿命を延ばすことに通じる

近年の高齢者の著しい増加、便利であまり運動しなくてもすむ日常生活、美食を楽しむことによる肥満者の増加、それに伴う様々な生活習慣病の出現など、これらは第二次世界大戦直後にはほとんど考えられませんでした。

おそらくは、この70年ほどの間に私たちの体内の環境は大きく変化し、言い換えれば血管内の状態は大きく変化して慢性的な炎症状態をきたし、本来は緊急時にのみ発現して身体を守ってくれていた様々な分子群が、逆に体の内部から身体を攻撃してくる事態になってしまったと考えられます。

その結果、がん患者の著しい増加、血栓症や自己免疫性疾患のような慢性的炎症性疾患の著しい増加につながったというわけです。すでにお話した通り、日本人の死因は、がんに次いで心疾患、脳血管疾患が多く（老衰は除く）、これらの多くは血栓症が原因です（心筋梗塞、脳梗塞など）。ということは、**血栓症（血管内で血が固まること）を防ぐことが、健康寿命を延ばす大きなカギ**となります。

ラムナン硫酸は血小板凝集を抑制し、動脈血栓症を予防する

以上の考察から、ラムナン硫酸が血栓症予防にどれだけの効果があるのかを調べたラムナン研究所の研究成果をいくつか紹介します。

まず、血小板凝集《ぎょうしゅう》に対する効果です。止血の第1段階の話を思い出してください。血小板には出血時に傷口をふさぐ役割があり、血管内壁が傷つくとそこに集まってきます。このとき起こっていることをもう少し詳しく説明しましょう。

血管内皮細胞が壊れると、内側の基底膜や内膜の成分である**コラーゲン**がむき出し状態になります。そこに血小板が集まってくるわけですが、血小板は直接コラーゲンに結合するだけでなく、**フォン・ヴィレブランド因子**（**VWF**）という接着剤のようなタンパク質が間に入ってより強く結合します（図7−1）。また、この際に一連の血液凝固因子が活性化されることでトロンビンがつくられ、トロンビンは血小板を活性化します。さらに活性化された血小板からはADPが放出され、このADPは周囲の血小板を活性化して血小板凝集塊を拡大化します。

この後、止血の第2段階でフィブリンが血小板のふたを補強していくわけですが、フィブリンは血漿中のフィブリノーゲンがトロンビンの作用によってつくられます。したがっ

【図7-1】 VWFは血小板が血管内皮下のコラーゲンに結合するときの橋渡しをする

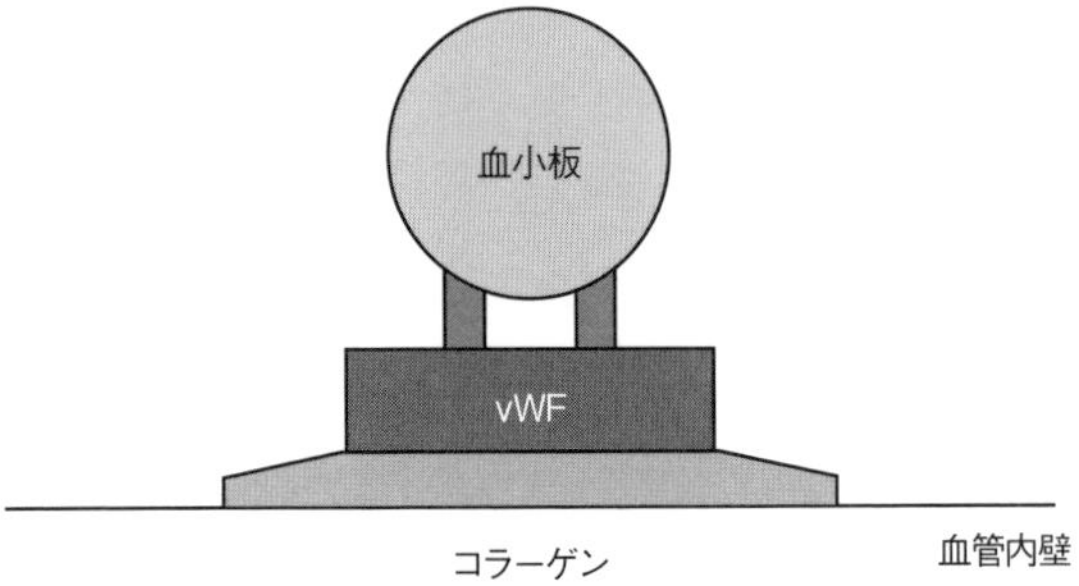

て「コラーゲン」「VWF」「トロンビン」は、血小板が集まって止血する際に重要な因子であり、人の全血中の血小板凝集に対するラムナン硫酸の影響を調べる指標となります。VWFは生体では速い血流下の〝ずり応力〟やコラーゲンで活性化されますが、試験管の中では抗生物質の一つリストセチンで活性化されます。

そこで実験では、コラーゲン・トロンビン・リストセチン（VWF活性化因子）によって誘発される血小板凝集に対するラムナン硫酸の効果を調べました。その結果が次のグラフ（図7－2）です。[※1]

それぞれの棒グラフは、左「ラムナン硫酸なし（RS：0）」、中央「ラムナン硫酸（RS：1・25μg／ml）」、右「ラムナン硫酸（RS：25μg／ml）」の場合です。グラフにはっきり示されるようにラムナン硫酸は、コラーゲン、トロンビン、リストセチンによって誘発された血小板凝集を強く阻害しました。

この結果から、**ラムナン硫酸は血小板が主体となって形成される動脈血栓症の予防に有用である**ことが期待されます。

※1 Suzuki K, Terasawa M. Review: Biological Activities of Rhamnan Sulfate Extract from the Green Algae Mo Z O stroma nitidum (Hitoegusa) Marine Drugs 2020, 18, 228; doi:10.3390/md18040228

【図7-2】　コラーゲン、トロンビン、リストセチン-VWFで活性化した血小板凝集率に対するラムナン硫酸（RS）の影響

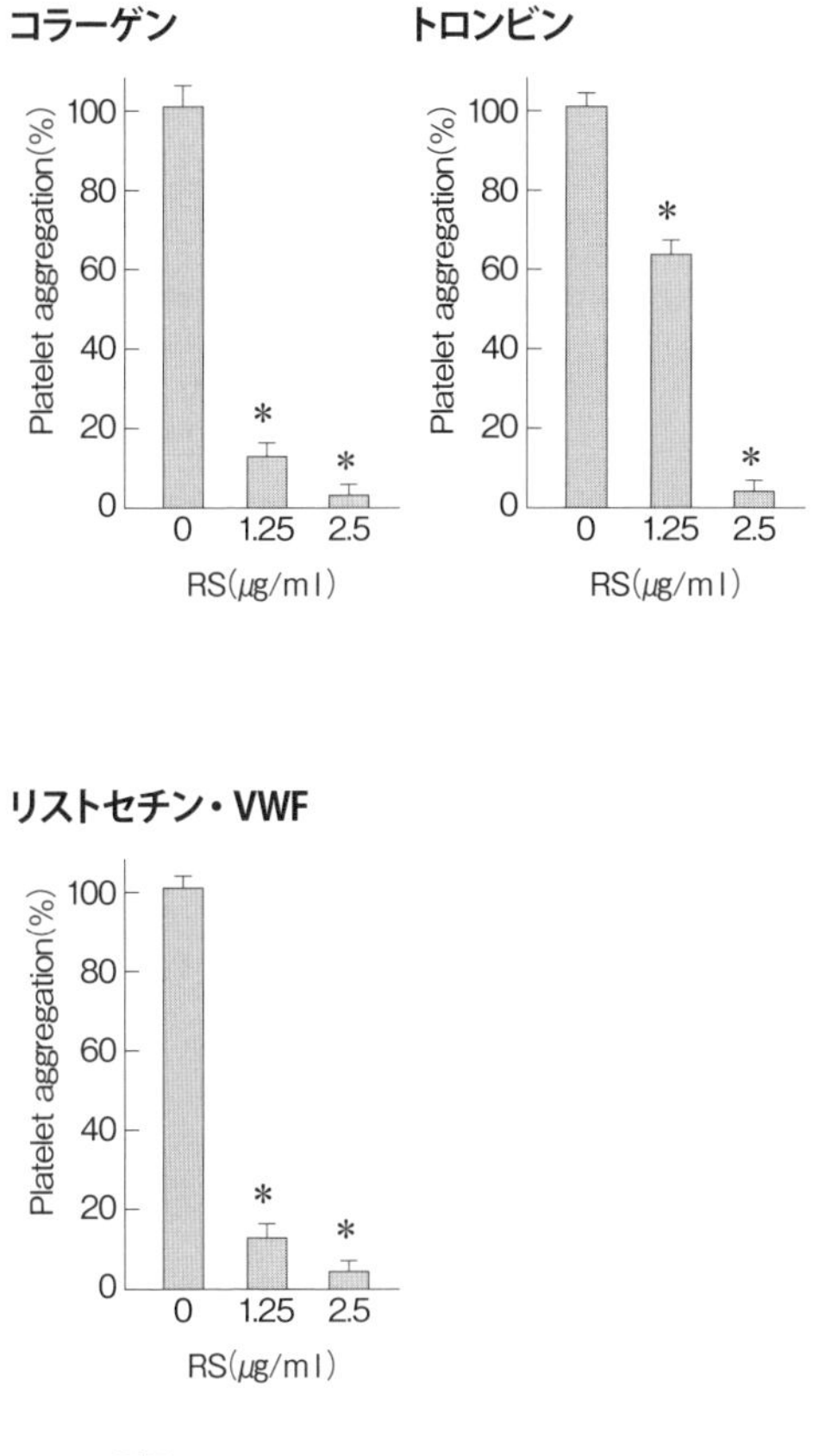

※1より引用

ラムナン硫酸は血液凝固を抑制し、静脈血栓症を予防する

次に、ラムナン硫酸が血液凝固に対してどれくらいの効果があるのかを調べました。そのためには、ラムナン硫酸を加えることによって、どのくらい血液が固まりにくくなるかを知る必要があります。その検査法について簡単に説明しておきましょう。

血液が凝固する時間を調べる方法として、血管内の成分で進行する場合（内因性凝固）と血管外の因子も関与して進行する場合（外因性凝固）を考慮したふたつの方法があります。内因性凝固の場合は「活性化部分トロンボプラスチン時間（ＡＰＴＴ）」、外因性凝固の場合は「プロトロンビン時間（ＰＴ）」を計測しますが、どちらも時間が長いほど凝固しにくいということになります。

この測定をする際に、ラムナン硫酸と同じ硫酸化多糖であるヘパリンとの比較も同時に行いました。ヘパリンは抗凝固剤として、血栓塞栓症の治療、人工透析や外科手術の際の血栓予防に使われている注射用医薬品で、豚の腸粘膜から抽出されたものです。

実験結果を、次のグラフ（図７－３）に示しました。※1

縦軸が凝固時間、横軸が硫酸化多糖の濃度を示しますから、ラムナン硫酸（●）、ヘパリン（○）ともに濃度が高くなるほど血液凝固の時間が延長されたことになります。ただ

【図7-3】　人血漿のＰＴとＡＰＴＴに及ぼす硫酸化多糖の影響。白丸はヘパリンの影響、黒丸はラムナン硫酸の影響を示す

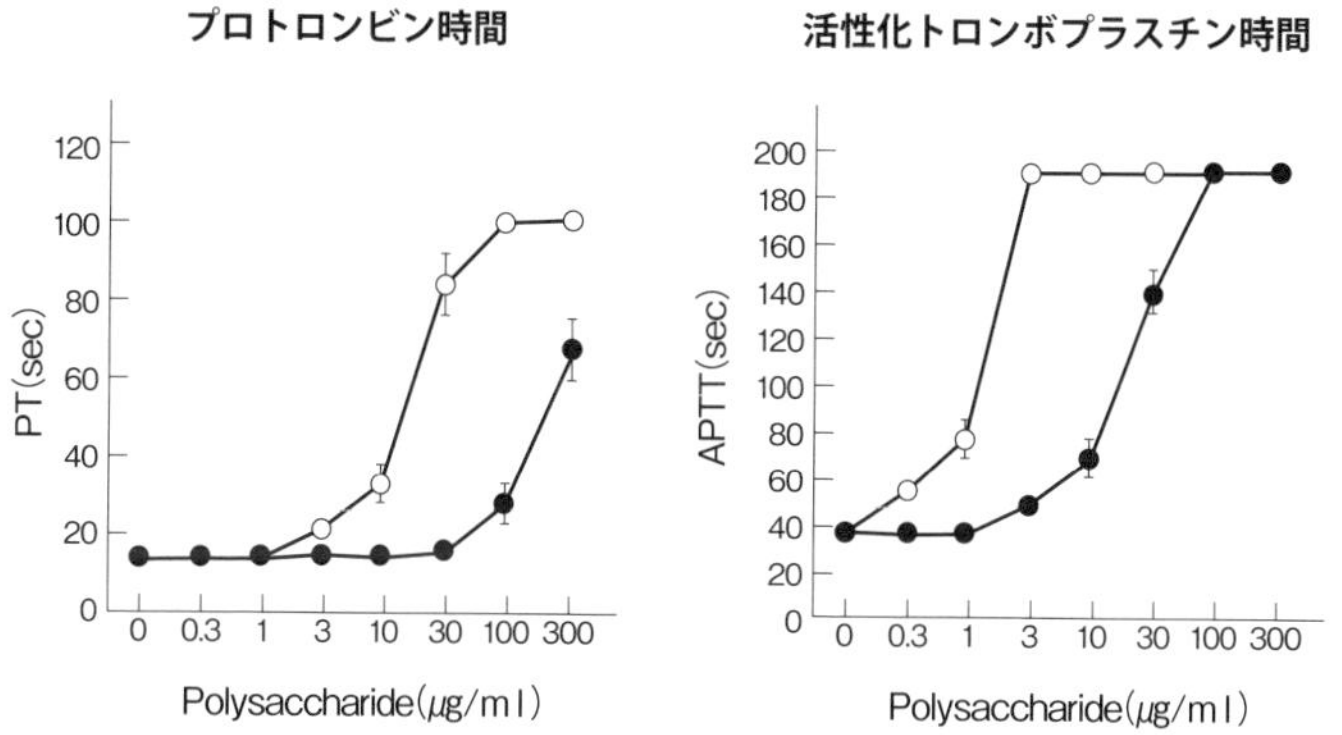

※１より引用

し、ラムナン硫酸がヘパリンと同じレベルの延長時間に達するには、10倍程度濃度を高める必要があります。したがって、**ラムナン硫酸には、ヘパリンの10分の1程度の効果ですが、血液凝固を抑制する働きがある**と考えられます。

この実験は採血した人の血漿を使って行われましたが、ラットにラムナン硫酸を腹腔内投与した実験も行われました。この実験でも、プロトロンビン時間（ＰＴ）、活性化トロンボプラスチン時間（ＡＰＴＴ）が両方とも延長され、血液凝固を抑制することがわかりました。ラムナン硫酸は経口投与でも抗凝固作用を示しましたが、ヘパリンの経口投与での効果に関するデータはありません。

次にラムナン硫酸がどの凝固因子を阻害す

るのか調べるため、いくつかの凝固因子、アンチトロンビン（ＡＴ）、比較対照物質としてヘパリンを用いて測定しました。その結果、ヘパリンはＡＴの存在下にトロンビンとも う一つ別の第Ⅹa因子を強く阻害しましたが、ラムナン硫酸はＡＴの存在下にトロンビンだけを阻害することが分かりました。ラムナン硫酸自体にはトロンビン阻害活性はみられなかったことから、ラムナン硫酸はＡＴとトロンビンの両分子に結合して、ＡＴによるトロンビン阻害活性を高めることが分かりました。

以上の結果から、ラムナン硫酸はヘパリンのような抗凝固薬（注射薬）としての活用よりも、経口投与で血管内に移行すると考えられることから、**機能性食品として血液凝固系の活性化で起きる静脈血栓症を予防する効果に期待が持てる**といえるでしょう。

ラムナン硫酸は血管内皮の炎症を抑制する

先にも述べましたように、血管内皮細胞の炎症は全身の血管内凝固を誘発し、多臓器不全を起こす可能性がある非常に怖い病態です。

そこで、ラムナン硫酸が血管内皮の炎症に対してどれくらいの効果があるのか調べてみました。炎症誘因物質には、大腸菌細胞膜由来の細菌毒であるリポポリサッカライド（Ｌ

ＰＳ）、トロンビン、腫瘍壊死因子α（ＴＮＦα）を用いました。そして、これらの物質を異なる濃度のラムナン硫酸あるいはヘパリンの存在下にヒト血管内皮細胞培養液に加え、数時間後に内皮細胞で産生された組織因子（ＴＦ）活性ならびに内皮細胞から分泌されるＶＷＦ量を測定しました。

図７－４（Ａ）はＴＦの産生量に及ぼすラムナン硫酸の影響をみたものです。黒棒グラフで示すようにＬＰＳで処理した内皮細胞ではラムナン硫酸が存在しないときは大量のＴＦが産生されましたが（便宜上この時のＴＦ活性を１００％とします）、ラムナン硫酸の濃度を高めるとＴＦの産生量は著しく低下することが分かりました。白棒グラフはＬＰＳ処理をしていない内皮細胞におけるＴＦの産生量です。もともとＴＦ活性はごく微量みられますが、ラムナン硫酸の濃度を高めるとさらに低下することが分かりました。[※1]

一方、図７－４（Ｂ）はＶＷＦの産生量に及ぼすラムナン硫酸の影響をみたものです。ＶＷＦはもともと血管内皮細胞でも常に一定量は分泌されていますが、黒棒グラフで示すようにＬＰＳ処理した内皮細胞では大量のＶＷＦが分泌されることが分かります（このときのＶＷＦ濃度を１００％とします）。この条件下に培養液中のラムナン硫酸の濃度を高めるとＶＷＦ分泌量は低下することが分かりました。

ラムナン硫酸の濃度が30　μg／mlよりも高濃度になると少し減少率が低下しますが、そ

【図7-4】

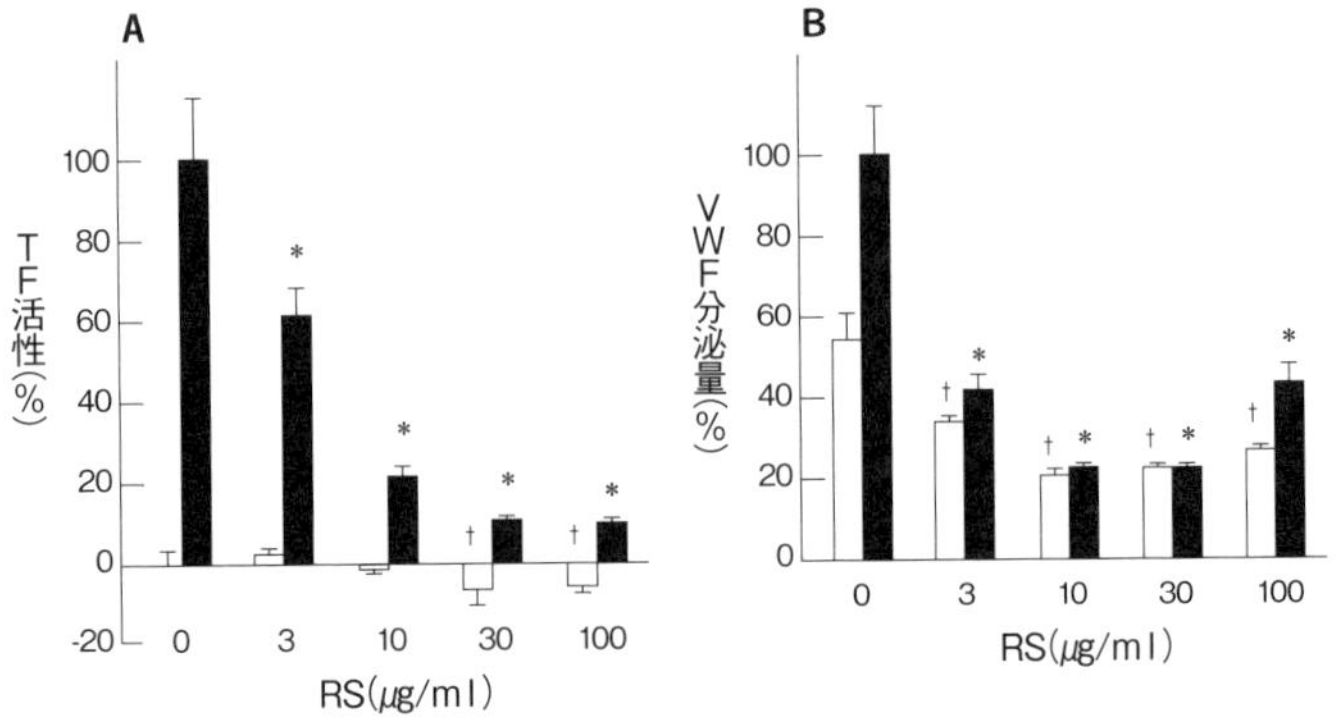

培養ヒト血管内皮細胞における組織因子とVWFの産生量に及ぼすLPSとラムナン硫酸（RS）の影響．（A）白棒グラフはLPS処理していない内皮細胞のTF活性、黒棒グラフは LPS（1 μg/ml）で4時間処理した内皮細胞のTF活性。（B）白棒グラフはLPS処理していない内皮細胞から分泌されたVWF量、黒棒グラフは LPS（1 μg/ml）で4時間処理した内皮細胞から分泌されたVWF量。

れでもラムナン硫酸が存在しないときの半分以下になっています。白棒グラフはLPS処理をしていない内皮細胞でのWVFの分泌量ですが、やはりラムナン硫酸の存在下に低下しています。これらの結果は、他の炎症惹起物質であるトロンビンやTNFαを用いた実験でもほぼ同様にみられました。

　これに対して、ヘパリンの血管内皮細胞におけるTF産生量に及ぼす影響については、ヘパリンはTFの産生量にはほとんど影響を与えませんでした。一方、ヘパリンのVWF分泌量に及ぼす影響については、ヘパリンは、ラムナン硫酸の作用と異なり、培養液中のヘパリン濃度を高めるとVWFの分泌量を増加させることが分かりました。

ラムナン硫酸は血管内皮の炎症を抑制し、微小循環血栓を予防する可能性がある

以上の結果から、LPS（細菌毒）感染で生じたヒト血管内皮細胞の炎症はラムナン硫酸の存在下に濃度依存性に抑制されること、そしてこの効果はヘパリンにはみられないことが分かりました。同様に、凝固と炎症の促進因子であるトロンビンによる血管内皮細胞の炎症に対しても、また、感染症や糖尿病で血液中に増加する炎症促進因子であるTNFαによる血管内皮細胞の炎症に対しても、ラムナン硫酸はほぼ同様の抑制効果を示すことが分かりました。こうしたラムナン硫酸の血管内皮細胞に対する抗炎症効果はあくまでも試験管内の実験で得られた結果ですが、**ラムナン硫酸は微小循環血栓の生成を予防する可能性は十分に考えられます。**

Chapter6の画像6－1の写真で、血管の内腔面には、硫酸化糖鎖結合タンパク質（グリコカリックス）が存在し、細菌やウイルスの内皮細胞への侵入を阻止し、酸化LDLなどによる血管内皮傷害を阻止して抗血栓性機能を保っていることを述べました。実際にグリコカリックス構成物質のひとつヘパラン硫酸を血管内に投与したマウスでは、酸

化LDL投与による微小血管の炎症（血管内皮への白血球の接着）が有意に抑制されたと報告されています。[※2] この結果は血中のヘパラン硫酸が血管内皮を保護していることを示唆しています。

ラムナン研究所における研究でも、ラットに経口投与したラムナン硫酸には抗凝固作用や抗ウイルス作用が認められました。また、ラムナン硫酸を摂取したヒトでは血糖値上昇抑制作用やLDLコレステロール低下作用がみられました。これらの結果は、グリコカリックスに含まれる硫酸化多糖と類似の構造をもつラムナン硫酸はヒトの血管内皮に対して抗炎症効果があることを示めしています。**ラムナン硫酸の摂食により、細菌やウイルスの感染、生活習慣病などで起こる血管内皮細胞の炎症が抑制され、微小循環血栓や静脈血栓の形成が防げるかもしれません。**

※2 Constantinescu AA, et al. Endothelial cell glycocalyx modulates immobilization of leucocytes at the endothelial surface. Art Thromb Vasc Biol 2003; 23: 1541-1547. DOI: 10.1161/01.atV.0000085630.24353.3D

コラム　COVID-19患者の重症化と血液型の関係

以前から血栓止血学研究者の間では、血小板凝集に重要な血液中のＶＷＦにはＡＢＯ血液型を決定する糖鎖と同じ構造の糖鎖が結合しており、Ｏ型の人は血中のＶＷＦ濃度が低く出血症になる割合が高く、逆にＡ型の人はＶＷＦ濃度の低下により出血症になる割合が低いことが知られていました。

２０２０年６月17日のＮＥＪＭ誌電子版※１に新型コロナウイルス感染症（COVID-19）の重症化に血液型が関係していることが報じられました。イタリアとスペインのCOVID-19患者１６１０人と健康な２２０５人を対象にゲノム解析を行った研究で、呼吸機能の低下で酸素吸入や人工呼吸器が必要になる重症化リスクは、平均値に比較して血液型がＯ型の人では35％低く、逆にＡ型の人では45％高いことが判明したというものです。このことは、COVID-19患者の重症化には、血中のＶＷＦ濃度が密接に関係していることを示唆しています。ラムナン硫酸は炎症時におけ る血管内皮細胞からのＶＷＦの分泌を抑制することから、COVID-19患者の重症化を防ぐ可能性が考えられます。

※1 ELLinghaus D. et al. New Engl J Med. June 17. 2020. DOI: 10. 1056/NEJMoa2020283

あとがき

コロナ禍と日本血栓止血学会からの提言

２０２０年6月、私がこれまで主に研究活動の場としてきた日本血栓止血学会（ＪＳＴＨ）の２０２０年学術集会（大阪市）は、他の多くの学会と同様に、新型コロナウイルス（SARS-CoV-2）感染の蔓延を防止するため中止になりました。代わって特別講演や教育講演、シンポジウムなどの主な演題はビデオ配信で行われました。

また、国際血栓止血学会（ＩＳＴＨ）学術集会も当初は7月11日～15日、イタリア・ミラノ市で開催されるはずでしたが、新型コロナウイルス感染症（COVID-19）の蔓延のため、開催を断念し、7月12日～14日に「バーチャル集会」により、〝View the Latest on the ISTH Global Response to the COVID-19 Pandemic〟のタイトルで開催されました。演題のほとんどはSARS-CoV-2の感染機序と感染防御法、COVID-19患者にみられる多彩な血栓症の病態、その診断と治療法、治療薬の開発状況などに関する内容でした。

すでにＣｈａｐｔｅｒ３で、COVID-19患者が重症化するしくみについて述べましたが、このウイルス感染者の症状は、当初はＳＡＲＳ（重症急性呼吸器症候群）のような気道感染にともなう急性呼吸障害が強調されました。その後、ＩＣＵ（集中治療室）に入った重症患者の約27％に静脈血栓、約４％に動脈血栓、そして81％に肺塞栓がみられたという報告[※1]の他、脳梗塞が若年者や基礎疾患のない無症候症例にも見られ、さらに播種性血管内凝固症候群（ＤＩＣ）患者にみられるような全身性の血管内血栓と多臓器不全の発症が報告され、COVID-19患者にはこれまでのウイルス感染症にはあまりみられなかった合併症状が起きていることが注目されてきました。

　これに対して、血栓症の発症メカニズムの解明と診断治療に関する専門学会である国際血栓止血学会（ＩＳＴＨ）と日本血栓止血学会（ＪＳＴＨ）はそれぞれ、COVID-19に対する緊急提言を行っています。日本血栓止血学会（ＪＳＴＨ）からの一般者向けの提言の内容は、感染予防に関する日常生活の過ごし方（いわゆる3密の回避、手洗い、運動の継続、血栓症予防薬服用者の内服継続、血栓症の情報共有など）についてです。

　一方、医療関係者向けの提言の内容[※2]についても、COVID-19患者への対処法に関する情報は一般の方にも有用と思われますので、ここでほぼ原文のまま示すことにいたします（文献は省略します）。

新型コロナウイルス感染による血栓症発症リスク増大の警鐘（医療関係者の皆様へ）

新型コロナウイルス感染症（COVID-19）に際して、重症例においてD-dimer（フィブリン分解物）値が高値を示すこと、深部静脈血栓症（ＤＶＴ）／肺血栓塞栓症（ＰＴＥ）を含む血栓症の併発が多いこと、等々、凝固・線溶系の異常あるいは制御障害を示す事実が当初より指摘されてきた。現時点で確固としたエビデンスを求める事は困難であるが、これらの異常が症状の増悪、あるいは臨床転機にまで影響を及ぼすことが示されており、このような情報を医療者が共有する事は大変重要と考える。

下記に、国際血栓止血学会（ＩＳＴＨ）の提言とそれに関わる論文を紹介するとともに、本邦固有の医療事情に応じたコメントを加え、日本血栓止血学会の提言とする。

(1) 凝固異常に伴う血栓症発症とＤＩＣがCOVID-19の予後増悪因子である。

D-dimer 値が予後判定因子となりうるという論文がCOVID-19の凝固異常を示唆する

端緒となった。COVID-19特有の内皮障害（内皮炎症）、及び敗血症あるいは低酸素による内皮傷害により血栓症が高頻度に発症する。フィブリノゲンの異常高値を示す例もあり、これも発症に寄与する。欧米ではＩＣＵ（集中治療室）においてヘパリンの予防投与下でもＶＴＥの発症率が20％という頻度も示されている。
コメント：本邦でもCOVID-19を血栓症発症の重要なリスクと捉え対応する必要がある。

⑵ 軽症患者に対する対応

D-dimer値は標準化が難しく施設間の絶対値の比較は難しいが、ＩＳＴＨの提言ではD-dimer値が正常上限の３－４倍高値であれば血栓症あるいはＤＩＣ発症のリスクが高く、他に症状が無くても入院加療を勧めている。また、欧米では下肢におけるＤＶＴの頻度に比しＰＴＥの頻度が高く、肺動脈における血栓形成の可能性も示唆されていることから、軽症例に関しても低分子量ヘパリンの予防投与を勧めている。
コメント：日本人のリスクは欧米ほど高くない可能性はあるが、現時点ではエビデンスはない。D-dimerの上昇等の血栓症の陽性所見のある場合は、抗凝固薬による血栓症予防療法を考慮する。陽性所見のない場合は、ＤＶＴ予防のために継続的な運動、弾性ストッキング着用、あるいはＩＰＣ（注釈：間欠的空気圧迫装置、フットポンプのこと）等の理学的予防法が推奨される＊。指定ホテルあるいは自宅で隔離された症例もこれに準じる。

＊日本血栓止血学会ではホームページに「被災地における肺塞栓症予防について」を掲載し予防法を啓発している。※3

(3) 中等症患者に対する対応

ＩＳＴＨの提言では活動性出血、血小板減少（25,000/μL以下）などの禁忌事項がない限り、早期の低分子量ヘパリンの予防投与（本邦では未承認）を勧めている。これに対し、積極的に治療域の未分画ヘパリンの使用を奨励する意見も出されている。また、アンチトロンビン低下も来すことも報告されていることから必要に応じた補充療法が提唱されている。

コメント：本邦における血栓症発症の頻度並びに治療効果のエビデンスは未だ報告されていない。COVID-19が血栓症発症の重要なリスクであることを考慮し、臨床症状、D-dimer値、フィブリノゲン値、血小板数を考慮して抗凝固療法を実施することになる。日本循環器学会のガイドライン＊＊を参考に厳密な血栓症予防療法に留意していただきたい。

＊＊「肺血栓塞栓症および深部静脈血栓症の診断、治療、予防に関するガイドライン

２０１７年改訂版※4」

(4) 重症患者に対する対応

動静脈血栓症発症の高リスク〜最高リスクであり、ＤＶＴ／ＰＴＥの発症頻度は高い。COVID-19では出血症状は少ないとされること、また予防量の抗凝固療法では血栓症発症を抑えられない症例が多く存在することから、ＩＳＴＨの提言では、出血リスクを勘案した上で低分子量あるいは未分画へパリンの治療量による抗凝固療法を推奨している。

コメント：本邦でもこれに準じ、臨床症状、D-dimer値、フィブリノゲン値、血小板数を考慮した上で、抗凝固療法を実施することが推奨される。

(5) ＤＩＣに対する対応

コメント：播種性の微小血栓形成による多臓器不全、あるいはＤＩＣ発症の頻度も高い。ＤＩＣに際しては、本邦においてはへパリンに加え、ナファモスタットメシル酸塩（フサン）、遺伝子組換えトロンボモジュリン製剤等の使用が可能である。前者（フサン）に関しては新型コロナウイルスの細胞膜侵入を抑える効果が示されているが、臨床におけるエビデンスは未だない。また高カリウム血症の副作用が出現することがあるため留意する。後者（遺伝子組換えトロンボモジュリン製剤）に関しても内皮障害（内皮炎症）に対する効果は期待できるものの欧米でのエビデンスはない。日本血栓止血学会のエキスパートコンセンサス＊＊＊を参考に厳密なＤＩＣ治療に留意していただきたい。

＊＊＊科学的根拠に基づいた感染症に伴うＤＩＣ治療のエキスパートコンセンサス※5

(6) 退院後の抗凝固療法

コメント：COVID-19では血栓症のリスクは遷延するとされる。退院時の抗凝固薬服用に関して考慮する必要がある。

COVID-19 感染者の重症度

軽症：下記以外

中等症：酸素療法が必要な患者

重症：人工呼吸器やＥＣＭＯによる管理等を要する患者

令和2年5月12日 日本血栓止血学会

コロナ禍を乗り越えるために

新型コロナウイルス治療薬と予防ワクチンの開発動向が気になります。最新情報はhttps://answers.ten-navi.com/pharmanews/17853/ 等で知ることができますが、現状はなかなか難しく、様々な情報が錯綜しており、早期に効果のある治療薬、ワクチンの開発を祈るばかりです。

また、山中伸弥先生による新型コロナウイルス情報発信（https://www.covid19-yamanaka.com/cont2/main.html）には学術情報と共に様々な視点からの提言意見が紹介されており、大変勉強になります。

8月6日、国立国際医療研究センターは、同センターが行った国内のCOVID-19患者に対する大規模調査の中間報告を行いました。(https://www.rnb.co.jp/nnn/news162160465.html)

対象は流行の第1波を中心とした7月7日までに陽性と判定された入院患者2638人で、患者は中高年が中心であり、死者数は197人、死亡率は7・5％でした。海外の死亡率と比較すると、中国が28％、英国が26％、米ニューヨーク州は21～24％で、日本の死亡率は海外の3分の1ほど。患者が別の病気にかかっている割合を調べた結果、糖尿病は、英国は30・2％、米国は28～35％、日本は16・7％であり、肥満患者は、英国は9％、米国は40％、日本は5・5％であり、いずれも日本の低さが際立っています。日本の患者の死亡率が低い原因は明らかではないが、欧米と比べて糖尿病や肥満の割合が少ないことが影響している可能性があると指摘しています。

こうした結果から、生活習慣病を防ぎ、免疫力を高めることが、感染症に対する抵抗力を高め、重症化を防ぐことにつながるものと考えられます。

最後に、敬愛する大阪大学免疫学フロンティア研究センター招へい教授の宮坂昌之先生と木村正人氏の対談記事（https://news.yahoo.co.jp/byline/kimuramasato/20200322-00169018/?fbclid=IwAR1N335lE7CGJ3smsJ9KadI0W0FS7EslfKwp22rCpRcvGrzCa8npWkFh08）の一部を引用させていただきます。

新型コロナにかからないために私たちにできることは

木村氏――いろいろ考えてみると人間の免疫システムは非常によくできているように思うのですが、普段から抵抗力、免疫力を高めるためにはどう過ごせば良いですか。

宮坂氏「まずは、ウイルスがいそうな場所には行かないことです。つまり、密集した場所、密閉空間、他人との近接距離を避けることが大事です」

「次に、体内時計を狂わさないこと、つまり、生活リズムを守ることです。というのは、体を守る免疫反応だけでなく、食べる、消化すること、眠ること、すべてが体内時計によって支配されているからです。ですから、体内時計を狂わさないことが大事なのです」

「たとえば、朝早く起きて朝陽を浴びながら散歩をすると、体内時計がうまく動き始めます。夜、決まった時間に寝るとさらに体内時計がうまく動くようになります」

「それから、積極的に体を動かすことも大事です。リンパ球などの免疫細胞は血液やリンパ液に乗って体内をパトロールし、異物を見つけ、排除しようとします。体を動かすと血流、リンパ流が良くなるので、免疫力を維持できるのです」

「食べ物も大事。程よい量で、バランスの良い食事をすることが大事です」

「最後にストレスを避けることです。ストレスにより副腎からコルチゾールというホルモンが作られ、これにより免疫細胞の機能が低下します。ストレスのある時に風邪を引いたり、ヘルペスになるのは、このためです」

感染症や生活習慣病を防ぐために抵抗力、免疫力を高めることは非常に重要です。著者（鈴木）は、上記の食べ物に、海藻（ラムナン硫酸）のような実験研究に裏づけされた食品を加味したら、より安心できるのではないかと考えています。

※1 Klok FA, et al. Incidence of thrombotic complic AT ions in critically ill ICU patients with COVID-19. Thromb Res. 2020; 191: 145-147. DOI: 10.1016/j.thromres.2020.04.013.
※2 http://www.jsth.org/wordpress/wp-content/uploads/2020/05/20200513_2.pdf
※3 http://www.jsth.org/wordpress/wpcontent/uploads/2016/04/% E6% 8F%90% E8% A8% 80-16-04-25.pdf
※4 http://www.j-circ.or.jp/guideline/pdf/JCS2017_ito_h.pdf
※5 https://www.jsth.org/wordpress/wp-content/uploads/2015/04/DIC_2.pdf

【著者紹介】

鈴木宏治（すずき・こうじ）

医学博士・薬学博士

1947 年、静岡県生まれ
1974 年、大阪大学大学院薬学研究科博士課程修了
1980 ～ 81 年、スウェーデン・ルンド大学医学部臨床化学教室留学
1985 年、三重大学医学部臨床検査医学講座助教授
1989 年、徳島大学酵素科学研究センター酵素細胞学部門教授
1991 年、三重大学医学部分子病態学講座教授
2005 年、三重大学大学院医学系研究科分子病態学講座教授
2009 年、三重大学理事 (研究担当)・副学長
現在、鈴鹿医療科学大学理事・副学長
　　社会連携研究センター長・薬学部薬学科特任教授
　　三重大学名誉教授

主な医学分野の受賞に「国際血栓止血学会（ISTH）Recognition Investigator Award」（2005 年）、

「ベルツ賞」（2008 年）、「文部科学大臣表彰 科学技術賞 (研究部門) 」(2010 年)、

「科学技術振興機構 井上春成賞」(2011 年)、

「国際血栓止血学会（ISTH）Distinguished Career Award」(2011 年) など。


海藻《ラムナン》で健康寿命を延ばす！

初版 1刷発行●2020年 11 月 10 日

著 者
鈴木 宏治
発行者
薗部 良徳
発行所
㈱産学社
〒101-0061 東京都千代田区神田三崎町2-20-7 水道橋西口会館
Tel.03（6272）9313　Fax.03（3515）3660
http://sangakusha.jp/
印刷所
㈱ティーケー出版印刷

ISBN 978-4-7825- 3556-1　C0030